Dr. Jürgen Weihofen
Birgit Gey-Kemper

Algen besiegen Cellulite

Orangenhaut zu Hause behandeln

Dr. Jürgen Weihofen
Birgit Gey-Kemper

Algen besiegen Cellulite

Orangenhaut zu Hause behandeln

Originalausgabe

sanoform

sanoform-Verlag
Dr. Jürgen Weihofen
Kölner Straße 33
53840 Troisdorf
Tel.: +49-2241-974126
Fax: +49-2241-72940
e-Mail: Dr.Weihofen@t-online.de

1. Auflage 2001
Dr. Jürgen Weihofen, Birgit Gey-Kemper
Algen besiegen Cellulite

Umschlag: Design-Studio, Troisdorf

Gesamtherstellung: Presse-Druck, Augsburg
Printed in Germany 2001
ISBN 3-925502-15-7

Inhalt

Vorwort

Sind Falten das Schönheitsproblem Nummer eins? Die Vermutung liegt nahe, betrachtet man die Werbung für Kosmetikprodukte. Der überwiegende Anteil der angebotenen Cremes, Lotionen etc. dient der Behandlung des Gesichtes, soll die Falten oder Fältchen glätten und die Spuren des Alterns verwischen. Im schlimmsten Fall tritt die versprochene Wirkung nicht ein und man kann das natürliche Alter der Haut erkennen. Dies ist für die moderne Frau schon lange kein Grund mehr, vor Scham am liebsten im Erdboden zu versinken.

Anders beim Tabuthema Nummer eins, der Orangenhaut. Überwiegend Frauen leiden unter diesen hässlichen Dellen an Po, Hüfte und Oberschenkeln, deren Ursachen sich nicht einfach aufs Alter schieben lassen, denn auch junge Frauen sind häufig betroffen. Man schafft es meist ganz gut, das Problem mit entsprechender Kleidung zu kaschieren und als nicht existent zu verdrängen. Spätestens im Badeanzug schlägt die Stunde der bitteren Wahrheit, lässt sich die Cellulite nicht mehr verheimlichen.

Da die Orangenhaut an Stellen des Körpers auftritt, die meist bedeckt sind, wird das kosmetische Problem während der kühleren Jahreszeit leicht verdrängt, um im Frühjahr um so drängender zu erscheinen. Dann werden gerne angeblich schnell wirkende Wundermittelchen ausprobiert, die oft nur den Geldbeutel schrumpfen lassen, nicht aber die Cellulite. Oder die Betroffenen greifen zum letzten Strohhalm und wagen eine operative Entfernung der Fettzellen - mit allen damit verbundenen Risiken vom Narkosezwischenfall bis hin zu unansehnlichen Verstümmelungen durch Narbenbildung.

So weit brauchen Sie es nicht kommen lassen. Die Entstehung der Orangenhaut ist weitgehend geklärt und sie lässt sich durch die konsequente Anwendung unschädlicher Naturprodukte erfolgreich und vor allem ohne Nebenwirkungen beseitigen. Zu den bewährtesten Mitteln aus der Natur gehören bestimmte Meeresalgen und Heilkräuter. Sie werden äußerlich und innerlich angewendet, und zwar kostengünstig zu Hause, ohne teure ambulante oder gar stationäre Behandlungen bei Kosmetikerinnen, Instituten oder in Kliniken.

Wie diese bewährten Algenpräparate wirken, wie sie angewendet werden und mit welchen begleitenden Maßnahmen wie Gymnastik und Ernährung Sie den Erfolg beschleunigen können, das beschreibt Ihnen dieses Buch.

Für mögliche Fehler bitten wir um Nachsicht, über Hinweise freuen wir uns ebenso wie über Zuschriften zu Erfolgen, die Sie persönlich mit dem natürlichen Konzept gegen Cellulite erzielt haben.

Troisdorf, Februar 2001

Dr. Jürgen Weihofen
Birgit Gey-Kemper

Über die Autoren:
Dr. Jürgen Weihofen ist Diplom-Oecotrophologe, Dozent und Fachautor im Bereich Gesundheit und Ernährung. Er betreibt in Troisdorf eine Praxis für Ernährungsberatung.

Birgit Gey-Kemper ist Ärztin, Dozentin und Fachautorin im Bereich Kräuterheilkunde und traditioneller Heilweisen. Sie berät in Bad Honnef bei Gesundheits- und Lebenskrisen.

Hinweis:
Dieses Buch kann bei einer behandlungsbedürftigen Krankheit den Besuch eines Arztes oder Heilpraktikers nicht ersetzen. Die Anwendung der Informationen und Rezepte liegt in Ermessen und Verantwortung des Lesers, Verlag und Autoren können keine Haftung übernehmen.

Orangenhaut = Schicksal?

Wer wurde noch nicht mit ihr konfrontiert? Spätestens die Badesaison bringt sie an das Tageslicht, die unansehnlichen Dellen und Beulen der Cellulite, im Volksmund auch Orangenhaut genannt. Was in ausgeprägter Form im Schwimmbad so offensichtlich ist, lässt sich im Anfangsstadium nur im Gegenlicht erkennen.

Stellen Sie sich vor einen großen Spiegel und betrachten Sie die Linie Ihrer Hüfte, der Oberschenkel und des Pos gegen das Licht. Jetzt können Sie die Dellen und Unebenheiten der beginnenden Cellulite erkennen. Zeigen sich diese bereits ohne Gegenlicht, sind Sie bereits stark betroffen und Sie sollten auf alle Fälle etwas dagegen tun.

Bestimmt haben auch Sie schon davon gehört, dass man zur Testung die Haut zusammendrücken soll und dass die dann sichtbaren Dellen für eine Orangenhaut sprächen. Vergessen Sie jedoch diesen fragwürdigen Cellulite-Test. Besonders das Bindegewebe der Frauen ist von der Natur zur Bewältigung der Schwangerschaften so locker angelegt worden, dass sich bei diesem Test immer Unebenheiten zeigen werden, egal, ob Sie zur Orangenhaut neigen oder nicht.

Cellulite ist keine Frage des Alters. Auch viele junge Menschen leiden darunter. Bei der Entstehung scheint die Vererbung keine Rolle zu spielen, eher die Weitergabe ungesunder Ernährungs- und Lebensgewohnheiten von der Mutter auf die Tochter. Dass Frauen sehr viel häufiger betroffen sind als Männer, erscheint fast logisch, da das Gewicht von Frauen zu 25 % aus Fett besteht, was einem um 12 % höheren Fettanteil als dem von Männern entspricht. Frauen können wesentlich mehr Energie in ihren Fettzellen speichern, die sie ja auch früher in der Zeit des Stillens dringend für den Nachwuchs und sich selbst brauchten.

Die einzelne Fettzelle der Frau kann von der normalen Stecknadelkopfgröße auf den Umfang einer Erbse anschwellen. Man kann sich gut vorstellen, dass eine Anzahl so großer Fettzellen nicht mehr ausreichend vom umliegenden Bindegewebe in Form gehalten werden kann. Übergewichtige Menschen neigen deshalb vermehrt zu Cellulite als schlanke. Auch Männer können von diesen unschönen Verformungen des Fett- und Bindegewebes betroffen sein, nur zeigen sie sich bei ihnen an anderen Körperstellen wie am Bauch und in der Taille. Egal, ob Männlein oder Weiblein, unsere Lebensgewohnheiten tragen einen Großteil zur Entstehung der Cellulite bei. Wir verbringen die meiste Zeit des Tages im Sitzen, bewegen uns kaum und ernähren uns zudem noch häufig falsch. Wen wundert es da, dass Übergewicht und Orangenhaut so weit verbreitet sind?

Bei der Bekämpfung der Cellulite nutzen Gewaltdiäten jedoch gar nichts. Sie führen meist dazu, dass die verlorenen Kilos innerhalb kürzester Zeit wieder drauf sind, oft wiegen die Betroffenen danach sogar noch mehr. Jede neue Diät verstärkt die Orangenhaut, da sich das Bindegewebe nicht ohne Schaden immer wieder dehnen und zusammenziehen kann. Irgendwann erschlafft es dauerhaft.

Cellulite ist nicht nur ein Problem übergewichtiger Menschen, auch schlanke leiden häufig darunter. Sie können etwas gegen die Orangenhaut unternehmen, es muss nicht dazu kommen, dass Sie Ihr Leben lang darunter leiden oder dass sich die betroffenen Stellen im schlimmsten Fall sogar ausdehnen. Mit nur wenigen natürlichen Maßnahmen können Sie bereits wirkungsvoll die betroffenen Körperstellen von der Cellulite befreien. Schon dass Sie dieses Büchlein bis hierher gelesen haben zeigt, dass Ihnen Ihr Problem Cellulite bewusst ist und dass Sie motiviert sind, etwas dagegen zu tun.

Vielleicht gehören Sie zu den starken Menschen, die Ihr Selbstwertgefühl nicht nur an Äußerlichkeiten fest machen. Viele Menschen leiden auch seelisch darunter, wenn ihr Körper nicht den hochgesteckten Normen der Werbung entspricht. Jeder möchte schließlich gerne in einem gesunden, schönen Körper wohnen. Auch wenn Sie nicht wie ein Model aussehen, haben Sie dennoch die Möglichkeit, sich liebevoll Ihrem Körper zu widmen und ihm Gutes zu tun. Es stärkt Ihr Selbstwertgefühl ungemein, wenn Sie beobachten, wie die Dellen und Beulen an Ihren Problemzonen langsam, aber konstant verschwinden. Dass Sie mit der naturheilkundlichen Behandlung der Cellulite auch noch jede Menge giftiger Schlacken- und Schadstoffe aus Ihrem Körper schwemmen, ist ein nicht unerheblicher Nebeneffekt.

Tun Sie sich, Ihrem Körper und Ihrer Seele etwas Gutes. Alle in diesem Büchlein beschriebenen Methoden sind mannigfaltig mit Erfolg erprobt worden und nebenwirkungsfrei.

Entstehung von Cellulite

Irrtümlicherweise wird die Cellulite oft Zellulitis genannt. Selbst in der modernen Literatur findet sich noch das eine oder andere frisch erschienene Buch zum Thema, dass den im 19. Jahrhundert geprägten Ausdruck Zellulitis verwendet, obwohl dies aus medizinischer Sicht falsch ist. Mit Zellulitis meint man eine bakterielle Entzündung der Haut und des Unterhautbindegewebes. Diese Erkrankung hat nichts mit der Orangenhaut zu tun.

Um richtig zu begreifen, was Cellulite eigentlich ist, muss man sich über den Aufbau der Haut Klarheit verschaffen. Obwohl sie ein riesiges Organ ist und bei einem Erwachsenen bis zu zwei Quadratmeter groß sein kann, ist sie nur etwa einen Millimeter dick. Die oberste Schicht, die sogenannte Oberhaut oder Epidermis, bildet die schützende Hornschicht der Haut. Sie erneuert sich alle vier Wochen selbst, indem frische Zellen von unten her langsam nach oben wachsen und die darüber liegenden alten Hornzellen abstoßen. Darunter ist die Cutis oder Lederhaut, die aus lockerem Bindegewebe, Muskeln und Fettzellen besteht. In ihr verlaufen Nervenbahnen sowie Blutgefäße, die die Hautschichten mit Nährstoffen versorgen. In dieser Schicht befinden sich auch die Talg- und Schweißdrüsen. Unter der Lederhaut liegt die Unterhaut, medizinisch Subcutis genannt. Sie müssen wir näher ins Auge fassen, wenn wir das Phänomen Cellulite verstehen wollen. Die Unterhaut besteht fast ausschließlich aus Fettzellen, die für den Körper Energiereserven darstellen und ihn vor starken Temperaturschwankungen schützen. Auch Stöße werden von ihr abgefedert. Die Unterhaut wird von einigen wenigen Blutgefäßen durchzogen, feine Bindegewebsstränge halten die Fettzellen zusammen und in Form.

Bei der Entstehung der Cellulite spielen nun mehrere Mechanismen eine Rolle: Wie bereits im vorher gehenden Kapitel erwähnt, können sich die Fettzellen des Körpers je nach Bedarf von Stecknadelkopfgröße bis zum Ausmaß einer Erbse ausdehnen. Wenn sich die Fettzellen durch häufige extreme Schwankungen des Füllungszustandes immer wieder in ihrer Größe stark verändern, werden das sie umgebende Bindegewebe und die darüber liegenden Hautschichten häufig gedehnt und müssen sich anschließend wieder zusammenziehen. Irgendwann schafft das beste Bindegewebe und die elastischste Haut dies nicht mehr und „leiern aus“.

Geschwächtes Bindegewebe und eine schlaffe Haut machen aber noch keine Cellulite. Eine vermehrte Einlagerung von Stoffwechselschlacken in schlecht durchbluteten Arealen des Fettgewebes führt dazu, dass die gefüllten Fettzellen untereinander verklumpen und verhärtete Zellansammlungen bilden, die sich dann durch die erschlaffte Haut nach außen drücken und die unansehnlichen Beulen bilden, die dann als Orangenhaut zu sehen sind.

Doch damit nicht genug. Durch Fehler in der Ernährung, besonders durch zuviel Aufnahme von Natrium, kommt es zu einer vermehrten Ansammlung von Gewebeflüssigkeit, die sich in den bereits verklumpten Arealen nicht gleichmäßig verteilen kann und so die Dellen und Beulen noch verstärkt. Jetzt befindet sich das Gewebe in einem Teufelskreis, aus dem es ohne Hilfe keinen Ausweg mehr findet. Der vermehrte Druck im Gewebe, bedingt durch die Flüssigkeitsansammlungen, führt dazu, dass die

Durchblutung des sowieso von Natur aus gering durchbluteten Gewebes noch schlechter wird, worunter der Zellstoffwechsel und der Abtransport der Schlacken leiden. Die Zellen können nicht mehr ausreichend mit Nährstoffen versorgt werden und sich nicht mehr im erforderlichen Maße selbst reinigen. Giftstoffe und Abbauprodukte der Fettzellen werden nicht mehr ordnungsgemäß über das Lymphsystem entsorgt und zudem noch in den Zellklumpen abgelagert, die sich mit der Zeit immer mehr verhärten und ausdehnen.

Was im leichten Stadium an den Oberschenkeln, den Hüften und dem Po beginnt, kann sich später auf die Bauchdecke, die Oberarme, die Schultern und auf den Brustbereich ausdehnen. Die Cellulite bildet sich besonders an den Stellen des Körpers, die schlecht durchblutet sind und einen verminderten Lymphabfluss haben.

Man teilt die Cellulite in drei Stadien ein, je nachdem, wie ausgeprägt sie sich bereits zeigt:

1. Im leichten Stadium sehen Sie leichte Unebenheiten am Oberschenkel im Gegenlicht bei normalem Körpergewicht.
2. Im mittleren Stadium können Sie bereits

Verdickungen im Fettgewebe fühlen und vereinzelt in Flächen bis zu 5-Markstück-Größe im normalen Licht sehen. Die druckempfindlichen Areale verteilen sich auf Oberschenkel, Po und Bauch bei leichtem Übergewicht.

3. Das schwere Stadium zeigt sich in großflächigen unübersehbaren Verformungen an Oberschenkeln, Po, Bauch, Hüften, Schultern und Brust. Die Betroffenen haben über 10% Übergewicht und leiden unter Schmerzen, Krampfadern und dicken Füßen.

An der Entstehung und der Verstärkung der Cellulite können weitere Faktoren beteiligt sein:

- Sie sind seit längerem übergewichtig und haben schon die eine oder andere Gewaltdiät hinter sich.

- Sie leiden unter einer schlechten Verdauung. Ballaststoffarme Kost verlängert die Darmpassage der Nahrung und führt dazu, dass die Abfallprodukte des Stoffwechsels länger im Darm bleiben und das Entschlackungsorgan Darm unnötig belasten.
- Sie essen viel Fleisch, das aufgrund der Massenviehhaltung Hormone enthält. Tierische

Fette und weibliche Hormone schwächen das Bindegewebe und die Elastizität der Haut.

- Sie sind von der familiären Veranlagung her mit einem sehr weiblich ausgeformten Körper gesegnet oder sind von kleiner, kräftiger Statur.
- Sie nehmen weibliche Hormone ein, ggf. in Form der „Pille". Ein Überschuss an Östrogenen begünstigt die Entstehung der Cellulite.
- Vielleicht haben Sie schon in der Pubertät Ihre erste Orangenhaut bekommen. Schuld daran war ein noch nicht optimal aufeinander abgestimmter Hormonstoffwechsel. Ein vorübergehender Überschuss an Östrogen kann die frühe Entstehung der Cellulite bewirkt haben.
- Auch in der Schwangerschaft finden sich erhöhte Östrogenwerte im Blut, die der Cellulite Vorschub leisten. Außerdem hat die Natur es zur Geburtsvorbereitung eingerichtet, dass sich das Bindegewebe vor der Geburt lockert und so die Geburt erleichtert wird. Leider begünstigt dies zusammen mit der

Gewichtszunahme ebenfalls die Entstehung der Orangenhaut.

- In den Wechseljahren lässt die Hormonproduktion der Eierstöcke nach. Der Spiegel des dort synthetisierten Progesterons sinkt, es kommt in der Folge zu einem relativen Östrogenüberschuss. Auch in dieser Lebensphase der Frauen kommt es vermehrt zur Ausbildung von Orangenhaut.

- Viele Frauen lagern in den Tagen kurz vor der Periode bis zu zwei Litern Wasser im Gewebe ein. Das Wasser wird zwar während der Menstruation wieder ausgeschwemmt, die ständig wechselnde Beanspruchung des Fett- und Bindegewebes leistet den cellulitischen Verklumpungen Vorschub.

- Sie bewegen sich zu wenig oder nur einseitig. Die Muskeln der Beine und des Pos erschlaffen. Die fehlende Muskelmasse wird durch fettes Bindegewebe ersetzt.

- Bewegungsmangel der Beine führt dazu, dass das Blut langsamer zum Herzen zurückgepumpt wird. Es staut sich in den Venen, Krampfadern entstehen. So wie langsam fließende Gewässer langsam verschlicken, so bewirkt das zu langsam fließende Blut in den Beinen eine übermäßige Einlagerung von Stoffwechselschlacken und Gewebeflüssigkeit.

- Auch seelische „Schlacken“ begünstigen die Entstehung der Orangenhaut. Stress, Probleme, Leid und Depressionen können schnell zu Gewichtszunahme und Gewebeveränderungen führen.

Behandlungsmöglichkeiten von außen und innen

Wenn Sie etwas gegen Ihre Cellulite tun wollen, dürfen Sie keine schnellen Wunder erwarten. Die Veränderungen des Gewebes entstehen über Jahre hinweg und lassen sich weder durch radikale Fastenkuren noch durch teure Wundermittel über Nacht beseitigen. Auch die in Zeitschriften angepriesenen Fettabsaugungen bergen neben den üblichen Operationsrisiken die Gefahr von hässlichen Verstümmelungen durch Narbenbildungen.

Wirkliche Erfolge werden Sie bei der kombinierten Anwendung der in diesem Buch beschriebenen Behandlungsmethoden erzielen, wenn Sie diese konsequent über einen längeren Zeitraum anwenden. Optimal ist dabei die kombinierte Behandlung von außen und von innen, um den vielschichtigen Entstehungsursachen der Cellulite auf allen Ebenen zu begegnen.

Den direktesten Zugang zum cellulitischen Gewebe findet man über die äußeren Hautschichten. Die Haut kann nicht nur überflüssige Stoffwechselprodukte über den Schweiß abgeben, sondern auch Fette und Eiweißprodukte aufnehmen. Schon seit Alters her macht man sich in der Heilkunde diese Fähigkeit der Haut zu Nutze, um medizinische Wirkstoffe in Form von Salben, Cremes und Umschlägen gezielt an kranke Stellen im Körperinneren zu transportieren. Auch bei der Behandlung der Orangenhaut nutzten wir die enorme Abgabe- und Aufnahmefähigkeit der Haut:

Umschläge mit Meeresalgenkonzentraten regen die Entschlackung und die Durchblutung des cellulitischen Gewebes an. Sie führen dem Unterhautfettgewebe wichtige Mineralstoffe, Proteine, Vitamine und Spurenelemente zu, die es zum Wiederaufbau eines vitalen Gewebes braucht.

Untersuchungen an der Universität Pavia in Italien haben gezeigt, dass die äußere Anwendung des „GUAM-Algenschlammes“ die Cellulite deutlich verbessert. Die stimulierende Wirkung des Algenschlammes bewirkt eine Verbesserung der Mikrozirkulation in und unter der Haut, was zu einem besseren Hautbild und erhöhter Elastizität führt. Die Haut wird gestrafft, die Dellen verschwinden.

Viele andere Heilkräuter können in Form von Salben oder Ölen die Behandlung der Cellulite unterstützen. Auch sie werden äußerlich auf die Haut aufgetragen, um ihre Wirksamkeit optimal vor Ort entfalten zu können. Aber auch innerlich angewendet helfen sie dem Körper dabei, überflüssige Stoffwechselprodukte auszuschwemmen. Näheres dazu finden Sie in dem Kapitel „Heilkräuter unterstützen“ auf den Seiten 37ff und 84ff.

Streichbehandlungen, regelmäßiges Bürsten oder Rollen der Haut und des Unterhautfettgewebes mit einer speziellen Lymphförderrolle fördern den Abfluss der angestauten Gewebsflüssigkeit und regen ebenfalls die Durchblutung an. So werden nicht nur die alten Stoffwechselprodukte abtransportiert, sondern auch die Versorgung der Zellen mit Sauerstoff und Nährstoffen verbessert. Um das Bindegewebe vor dauerhaften Verletzungen und Rissen zu schützen, darf man die betroffenen Areale allerdings auf keinen Fall zu heftig massieren oder drücken, vielleicht in der Hoffnung, dass die Cellulite dann verschwindet.

Temperaturreize des Gewebes in Form von Wechselduschen regen die Durchblutung ebenfalls an. Optimal wirken sie nach der Gymnastik, wenn Sie sowieso erwärmt und verschwitzt sind.

Auch das Sonnenlicht erwärmt mit seinen langwelligen Strahlen das Unterhautfettgewebe und regt dadurch lokal den Stoffwechsel dort an. Mit regelmäßigen, nicht zu langen Sonnenbädern erhellen Sie Ihre Seele und tun gleichzeitig etwas gegen Ihre Cellulite.

Bewegung an der frischen Luft und tägliche Gymnastik gehören zu den Maßnahmen, die Sie unbedingt ergreifen sollten, um Ihre Cellulite dauerhaft zu bekämpfen. Allerdings sollten Sie Extremsportarten meiden, da sie die Gefahr der Gewebeverletzungen durch zu starke Erschütterungen bergen.

Eine ausgewogene, ballaststoffreiche Ernährung sowie ausreichender Schlaf runden die Behandlung der Cellulite ab.

Begehen Sie nicht den Fehler, den die unzähligen Cellulite-Kuren in sich bergen. Diese immer wieder beschriebenen Programme verlangen eine Umstellung des gesamten Lebens von heute auf morgen. Wir Menschen sind jedoch Gewohnheitstiere und reagieren naturgemäß mit inneren Widerständen auf zu viele Veränderungen. Fangen Sie mit einer Maßnahme an, die Sie mit Ruhe und Konsequenz in Ihren Alltag integrieren. Ist diese Maßnahme dann zur Gewohnheit geworden, können Sie die nächste Behandlungsform dazu nehmen. Kleine Schritte führen uns bekannterweise sicherer ans Ziel als große Sprünge. Viele Cellulite-Kuren bergen die Gefahr, dass Sie die darin beschriebenen unzähligen Maßnahmen im Alltag nicht durchhalten können, die Kur frustriert abbrechen und auf Ihrer Cellulite im wahrsten Sinne des Wortes „sitzen bleiben“.

Mit welchen wirkungsvollen Behandlungsmethoden Sie beginnen können und womit Sie diese nach und nach unterstützen können, finden

Sie unter den praktischen Anwendungsempfehlungen auf Seite 43.

Thalassotherapie

Seit jeher übt das Meer auf den Menschen eine magische Anziehungskraft aus. Nicht umsonst sehnen wir uns danach, mindestens einmal im Jahr an einer der Küsten dieser Welt den Traum von Wellen, Wind, Sand und Sonne Wirklichkeit werden zu lassen. Schon wenige Tage am Meer schenken uns Lebenskraft und Vitalität, die sogar Infektionen verschwinden und Hauterkrankungen abklingen lassen.

Die frische Meeresluft lässt uns wieder tief durchatmen, das Salzwasser, das in seiner mineralischen Zusammensetzung dem Blut so ähnlich ist, umspült wohltuend unsere strapazierte Haut. Die hohe Konzentration der für unser menschliches Auge unsichtbaren Mineralien und Spurenelemente machen das Meer und die aus ihm geborenen Lebewesen zu einer gut ausgestatteten, natürlichen Apotheke, deren Produkte uns Menschen zu Gesundheit und Vitalität verhelfen können.

Die Heilkraft der Meeresprodukte kann sich natürlich nur dann entfalten, wenn diese frei von Giftstoffen sind. Viele Menschen schrecken hierzulande vor einer Verwendung der Algen im Alltag zurück, zuviel hat man schon über die fortschreitende Verschmutzung der Meere gehört und gelesen. Doch auch auf dem Gebiet der algenverarbeitenden Industrie gibt es ausreichend Kontrollinstanzen, die das Ernten oder die Zucht in sauberen Gewässern gewährleisten.
Besonders die in den Reformhäusern erhältlichen Algenprodukte garantieren für eine einwandfreie Qualität.

Anders als in Deutschland spielen die gesunden Meeresschätze im Alltag der Franzosen, Italiener oder der Japaner eine viel größere Rolle. Auch die alten Griechen wussten schon, dass - „Omnis vita e mari“ - alles Leben aus dem Meer stammt. Die Theorien des großen Arztes Hippokrates (460 - 377 v. Chr.) über den heilsamen Einfluss des Meeres auf die Menschen sind bis heute Grundlage unseres modernen Gesundheitsbewusstseins.

Die Geburtsstunde der Meeresheilkunde fand somit bereits in der Antike statt. Griechen, Römer, Ägypter und auch Chinesen nutzten heilkräftige Meerwasserquellen gegen Rheuma, Ischiasleiden und Entzündungen der Haut. Besonders Schilddrüsenerkrankungen ließen sich gut behandeln. Nach einem Manuskript von Shein-Nung ca. 2700 v. Chr. wurde hierzu der Genuss von Meeresalgen verordnet.

Im Mittelalter hatten die Menschen jedoch mit den segensreichen Fluten des Meeres weniger im Sinn. Sie fürchteten den Ozean und seine unbändige Kraft und bevorzugten vergnügliche Gemeinschaftsbäder in warmen Badestuben, bis im Jahre 1750 dem Londoner Arzt Richard Russel auffiel, dass Küstenbewohner weniger an Tuberkulose erkrankten und auch sonst vitaler waren als die Menschen aus dem Landesinneren. Seine medizinischer Rat: „Man sollte Meereswasser trinken, darin baden und alle Dinge essen, in denen seine wohltuende Wirkung konzentriert ist“ machten die Bade- und Trinkkuren mit Meerwasser wieder modern.

Die in nachfolgenden Jahrzehnten gewonnenen Erkenntnisse über die heilende Wirkung des Meeres bilden schließlich das Fundament für die 1899 in Frankreich von Dr. Louis Bagot entwickelte Thalassotherapie. Der Begriff stammt aus dem Griechischen und bedeutet (thalassa =

Meer, therapeia = Behandlung) nichts anderes als Meerbehandlung. In dieser Behandlungsform werden die positiven Reize des Meeres therapeutisch genutzt, denn Meeresklima und Meeresinhalte (Salz, Algen, Schlick etc.) aktivieren so wichtige Körperprozesse wie den Stoffwechsel und das Immunsystem.

Das erste offizielle Thalassotherapie-Zentrum entstand 1899 an der französischen Atlantikküste bei Brest unter der Leitung des Erfinders Dr. Louis Bagot. Noch heute gilt die Atlantik- und Mittelmeerküste von der Bretagne bis zur Cote d´Azur als Domäne der Therapiezentren, doch sind mittlerweile viele andere Länder - darunter auch Deutschland- vom „Thalasso-Fieber“ ergriffen.

Grundlage der angewandten Thalassotherapie ist auf Körpertemperatur erwärmtes Meerwasser, das Spurenelemente und Mineralien nach dem Prinzip der Osmose in die Haut und das darunter liegende Gewebe diffundieren lässt.

Unterstützt wird die Heilkraft des Meerwassers durch die Zugabe weiterer wertvoller Rohstoffen aus dem Ozean, wie Algen, Schlamm und Schlick. Entgiftung, Entschlackung und Regeneration sind die obersten Ziele der Meerestherapie. Sie lösen krankmachende Stoffwechselblockierungen und setzen so Heilungsprozesse in Gang. Neben den beachtlichen gesundheitlichen Erfolgen beinhaltet eine Meereskur auch sichtliche kosmetische Aspekte wie die Behandlung der Cellulite.

Die innerliche Behandlung in Form von bestimmten Algenpräparaten und Tees wird kombiniert mit der äußerlichen Anwendung von Massagen, Packungen, Bädern und Cremes auf der Grundlage von Algen und Meeressedimenten. Der Körper wird gründlichst entschlackt und von überflüssigen Giften und Fetten befreit. Gleichzeitig werden ihm die für einen gesunden Gewebeaufbau unverzichtbaren Mineralstoffe in hohem Maße zugeführt, um den im cellulitischen Gewebe bestehenden Mineralmangel auszugleichen. Bewegung im Meer und lange Strandspaziergänge tun ihr übriges, um Körper und Seele wieder ins Gleichgewicht zu bringen.

Sie können diese Form der Therapie auch zu Hause durchführen. Die für eine Thalasso-Heimkur benötigten speziellen Meeresprodukte sind in Reformhäusern erhältlich und versprechen gute Erfolge bei einer Behandlung im heimischen Badezimmer.

Algen – Quelle der Vitalität

„Brot des Meeres" nennen die Bretonen ihre Meeresalgen - was schon viel über den Stellenwert dieser Pflanzen in der bretonischen Ernährung erahnen lässt. Von je her genießen die Küstenbewohner zahlreicher Erdteile - insbesondere die aus Ostasien - dieses für unseren Geschmack ungewohnte Meeresgemüse.

Obwohl Algen ein ausgesprochen wertvolles Nahrungsmittel für den Menschen sind, führen die „Urahnen unserer Pflanzenwelt" im Binnenland ein Schattendasein. Der Grund: Da Algen sehr viel Jod enthalten, sollten sie nur kontrolliert und in langsam steigender Dosierung unseren jodentwöhnten Schilddrüsen zugeführt werden.

Doch schon aus dem Verzehr kleiner Mengen dieser Meerespflanzen schöpfen wir eine ungeahnte Kraft und Vitalität. Algen bilden die größte, natürliche Quelle für Mineralien, Spurenelemente und Vitamine, ihre Speicherfähigkeit von Nährstoffen ist unübertroffen. Sie beugen Herz-Kreislauf-Erkrankungen vor, schützen vor Krebs, entfernen Giftstoffe aus dem Körper und stärken das Immunsystem. Und wie wohlschmeckend diese Meerespflanzen sein können, ist den Freunden japanischer Sushi-Kultur schon lange bekannt.

Was viele jedoch nicht wissen - wir begegnen Algen seit langem in unserem Alltag. Von den bislang erfassten 25.000 Algenarten finden wir viele als Verdickungsmittel und Stabilisatoren in Nahrungsmitteln, wie z.B. Eis, Tomatenketchup und Joghurt, ebenso in Sahnetorten sowie kosmetischen Pflegeprodukten wie Cremes, Lotionen, Salben und Zahnpasta wieder. Am bekanntesten ist das aus verschiedenen Rotalgen gewonnene Agar-Agar, das als Gelier- und Verdickungsmittel im Reformhandel erhältlich ist und gerne als Alternative zur tierischen Gelatine verwendet wird.

Nach heutigen Kenntnissen teilt man die Algen aufgrund ihrer Farben in vier Gruppen ein:

Grüne Algen: z.B. Chlorella, Enteromorpha.
Die Gruppe der Grünalgen umfasst in etwa 8.000 Arten vorwiegend ein- oder mehrzelliger Algen mit einer durchschnittlichen Größe von 10 cm. Man kennt die Grünalgen als Teppiche auf Teichen und in Gräben. Andere Unterarten wachsen im Meer an felsigen Küstenabschnitten. Die oben erwähnten Arten werden besonders in

Japan als wertvolle Lebens- und Heilmittel eingesetzt.

Rote Algen: z.B. Nori, Agar-Agar. Die ca. 5.000 Arten leben vorwiegend festgeheftet an felsigen Meeresküsten bis zu einer Tiefe von 250 m. Am bekanntesten sind die kalkreichen Corallinales, die die großen Korallenriffe bilden. Die Alge Agar-Agar liefert uns ein natürliches Geliermittel.

Blaue Algen sind vorwiegend einzellige Algen, z.B. Spirulina. Die meisten der etwa 2.000 Arten umfassenden Blaualgen finden sich im Süßwasser. Die Einzeller überleben jedoch auch unter extremsten Bedingungen wie in heißen Quellen, auf Gletschern und in Wüsten.

Braune Algen: z. B. Fucus, Iziki, Kombu, Arama, Wakame, Kelp. Die 2.000 Arten der Braunalgen leben fast ausschließlich im Meer. Einige dieser Mehrzeller sind mikroskopisch klein, andere werden bis zu 60 m lang. Speziell die Braunalgen eigen sich für medizinische Zwecke, da ihre Zellen besonders viel Jod speichern können und die in ihnen enthaltene Alginsäure Giftstoffe im menschlichen Körper bindet, die dann ausgeschieden werden können.

Zur Behandlung der Cellulite hat sich die erst 1986 entdeckte „GUAM-Meeresalgenkomposition“ als besonders wirkungsvoll herausgestellt. Dieses aus verschiedenen Algenarten bestehende Gemisch setzt sich unter anderem aus mehreren verschiedenen Braunalgen zusammen, darunter die Algen Fucus vesciculosus und Ascophyllum nodosum. Beide verfügen über einen extrem hohen Gehalt medizinisch wirksamer Inhaltsstoffe. Besonders die letztgenannte ist ein begehrter Zusatz für kosmetische Packungen, Cremes und Bäder.

Durch die in ihr enthaltenen aktiven Ionen bewirken sie im menschlichen Organismus eine intensive Remineralisierung und Tonisierung des gesamten Organismus. Bis zu 20 % Mineralien finden sich in den Algen, daneben zahlreiche Spurenelemente, Proteine, ca. 20 verschiedene wichtige Aminosäuren wie Alanin, Arginin u.a., Vitamine, Tannin, Sterole und antibiotische Substanzen.

Algen senken innerlich angewendet den Cholesterinspiegel und zu hohen Blutdruck. Sie schützen außerdem vor Thrombose und verbessern die Fließeigenschaften des Blutes. Hierfür verantwortlich sind in den Algen enthaltene

Biostoffe, die Fucane, die die Blutgerinnung hemmen und somit für eine verbesserte Durchblutung der sonst schlecht versorgten Regionen an Po, Oberschenkel und Hüften sorgen.

Die kontrollierte, regelmäßige Einnahme von Algenprodukten bringt die Schilddrüsenhormone ins Gleichgewicht Diese steuern den Sauerstoffverbrauch sowie die Wärmeproduktion und stimulieren somit den Stoffwechsel. Das kann durchaus zu Gewichtsverlust führen. Außerdem sind Algen zwar kalorienarm, aber sehr sättigend.

Aufgrund ungesunder und einseitiger Ernährung treten bei vielen Menschen Stoffwechselprobleme auf, die sich in Müdigkeit, Antriebslosigkeit, ja sogar depressiven Verstimmungen, aber auch einer zunehmenden Verschlackung äußern. Algen bringen den Stoffwechsel wieder in Schwung, denn sie liefern mit den Mineralstoffen und Spurenelementen wie Kalium, Calcium, Magnesium, Eisen und Zink die Bausteine für viele Enzyme, ohne die der Stoffwechsel nicht richtig funktioniert.

Meeresalgen haben eine stark entschlackende Wirkung. In ihnen enthaltene Algine binden Giftstoffe im Darm des Menschen, die dann nicht mehr aufgenommen werden können. Sie werden ausgeschieden, ohne großen Schaden anrichten zu können. Zum Beispiel empfehlen zahlreiche Zahnmediziner amalgamgeschädigten Patienten die Einnahme von Braunalgenkapseln, um das im Körper befindliche Quecksilber auszuleiten.

Wer sich die Zubereitung von Meeresgemüse trotz seines delikaten Geschmacks und seiner heilenden Wirkung nicht zutraut, für den gibt es einfach einzunehmende Nahrungsergänzungsmittel mit Algen in Kapselform im Reformhaus.

Heilkräuter unterstützen

Neben den Algenprodukten gibt es noch einige Heilkräuter und Mineralien, die eine Behandlung der Cellulite sowohl äußerlich als auch innerlich angewendet unterstützen können. Wir haben nachfolgend die wichtigsten Pflanzen zusammengestellt und in ihrer Wirkweise beschrieben. Einige Kräuter werden Sie in der einen oder anderen Creme oder Packung gegen Cellulite wiederfinden. Besonders bewährt haben sich die Heilpflanzen in Verbindung mit den Guam-Algen, weshalb sie in den unterschiedlichen optimalen Kombinationen in den

Guamprodukten zu finden sind. *(Näheres über Kräuter, die Sie innerlich anwenden können, finden Sie ab Seite 84.)*

- Aloe Vera regt die Hautzellen zur Neubildung an, weshalb der Saft der Pflanze gerne als Pflege- und als Heilmittel der Orangenhaut eingesetzt wird.
- Efeu ist vor allem als Zutat für Hustensaft bekannt, weil die eigentlich giftige Schlingpflanze den Auswurf von Schleim aus der Lunge fördert. Bei der Behandlung der Cellulite befreien die Inhaltsstoffe der Pflanze den Körper ebenfalls von überflüssigen Schleimen, indem sie die Entschlackung des Gewebes über die Haut anregen.
- Heilerde entwässert das Gewebe und unterstützt so die Entschlackung der betroffenen Körperstellen.
- Jojobaöl ist in seiner Zusammensetzung dem menschlichen Hautfett sehr ähnlich, weshalb es die Orangenhaut mit fehlenden Nährstoffen versorgen kann.
- Malve: Die Pflanze verfügt über eine gewebeerweichende Wirkung, was sie dazu befähigt,

die Zellverhärtungen in cellulitischen Arealen zu lockern.

- Mandelöl pflegt die müde und schlaffe Haut optimal und verleiht ihr neue Spannkraft.
- Minze regt die Durchblutung der Haut und des Unterhautfettgewebes an und verleiht ein Gefühl der Frische.
- Oreganum wird seit Alters her als Badezusatz bei Hauterkrankungen empfohlen, da es die Durchblutung der Haut und die Zellneubildung anregt.
- Ringelblume: Dieses alte Heilkraut regt die Gewebeneubildung an, weshalb es schon seit Urzeiten als Hautmittel angewendet wird. Besonders bei der Bekämpfung von Narben leistet es hervorragende Dienste, weshalb es sich optimal zur Bekämpfung der Cellulite eignet.
- Rosmarin hat nachweislich kreislaufanregende Wirkung. Es stimuliert nicht nur lokal die Durchblutung des Gewebes, sondern bringt auch den ganzen Organismus und seinen Stoffwechsel in Schwung.

- Rosskastanie: Der Extrakt der Blätter regt die Hautdurchblutung an und strafft erschlafftes Gewebe.
- Salbei ist dafür bekannt, das er das Gewebe zusammenzieht. Diese Wirkung macht ihn für die Behandlung der Cellulite so effektiv.
- Sonnenblumenöl liefert der Haut wertvolle Nährstoffe und macht sie geschmeidig.
- Weissbirke: Die Birke ist eine der wichtigsten Pflanzen zur Entschlackung des Körpers. Der Saft wird zur Linderung bei Hauterkrankungen eingesetzt.
- Weizenkeimöl besänftigt die oft sehr trockene überstrapazierte Orangenhaut und eignet sich deshalb besonders als ölige Basissubstanz für Cremes und Massageöle.
- Zinnkraut enthält jede Menge Kieselsäure, weshalb es der Haut und dem darunter liegenden Gewebe neue Spannkraft und Elastizität verleiht.
- Zitronenöl reinigt die Haut porentief, befreit sie von überflüssigen Hautschuppen und regt alle Hautschichten zur Neubildung an. Auf diese Weise mildert die Zitrone Hautunebenheiten und lässt sogar Fältchen verschwinden.

Wissenschaftliche Erkenntnisse

Vor etwa hundert Jahren führte der Franzose René Quinton ein seltsames Experiment mit einem Hund durch. Er verdünnte dessen Blut mit Meerwasser um zu sehen, ob sich die roten Blutkörperchen regenerieren. In der Tat - das Tier überlebte, und für Quinton war klar: Meerwasser und menschliches Blut müssen eine ähnliche mineralische Zusammensetzung haben.

Heute ist seine These wissenschaftlich erwiesen. Wichtige Mineralstoffe wie Natrium, Magnesium, Kalium und Calcium finden wir sowohl im Meerwasser als auch im menschlichen Blut. Die moderne Wissenschaft entdeckt mehr und mehr die Möglichkeiten, die das tierische und pflanzliche Leben der Ozeane für uns Menschen auch für Heilzwecke bereit hält. Zwar steckt die Forschung - gemessen an der unerschöpflichen Artenvielfalt des Meeres - noch in den Kinderschuhen, doch kennen wir schon heute zahlreiche Naturmittel aus der Meeresapotheke.

Die Wirksamkeit der Meeresalgen ist bereits in mehreren Studien erforscht und für die Behandlung der unterschiedlichsten Leiden beschrieben worden. Vor allem in den meer- und sonnenverwöhnten Ländern Frankreich und Italien wurde die Forschung auf diesem Gebiet vorangetrieben. Sogar Satelliten werden als technische Hilfsmittel eingesetzt, um zum Beispiel Aufschluss über das Algenvorkommen in den Weltmeeren zu geben. In vielen Instituten werden Meeresorganismen untersucht und auf ihre Verwendbarkeit als Nahrungsmittel oder Medikament getestet.

Auch auf dem Gebiet der Celluliteforschung ist das nicht anders. Besondere internationale Anerkennung fand eine Studie des pharmakologischen Instituts der italienischen Universität Pavia, die 1999 im Auftrag von LACOTE/GUAM die medizinische Wirksamkeit des GUAM-Algenschlamms bei Cellulite prüfen sollte.

Die Ergebnisse waren verblüffend und bestätigten die positiven Erfahrungen, die unzählige AnwenderInnen in den Jahren vorher gemacht hatten. „Fanghi d´Alga GUAM“ wurde an 20 Frauen im Alter zwischen 18 und 45 Jahren über drei Monate hinweg getestet. Bereits nach wenigen Anwendungen zeigte sich eine deutliche Verminderung der Dellen. Die Haut wurde straffer und elastischer. Eine bessere Durchblutung der Haut sorgte für ein gesünderes Hautbild.

Insgesamt waren die Frauen mit den Ergebnissen mehr als zufrieden.

Um optimale Erfolge zu erzielen, empfiehlt es sich natürlich, die Behandlung der besonders hartnäckigen Orangenhaut mit anderen Maßnahmen zu kombinieren wie Massagen, einer gesunden Ernährung und ausreichender Bewegung.

Praktische Anwendungsempfehlungen

Wenn Sie sich nach der Lektüre der vorangehenden Kapitel entschlossen haben, etwas gegen Ihre Cellulite zu tun, fragen Sie sich jetzt bestimmt, wie Sie das Problem Cellulite nun am wirkungsvollsten angehen. Womit Sie anfangen, bleibt letztlich Ihnen selbst überlassen. Auch hier sollten Sie auf Ihr Gefühl achten und darauf, welche Maßnahme sich als erste und am unproblematischsten in Ihren Alltag integrieren lässt.

Besonders rasche Erfolge werden Sie jedoch bemerken, wenn Sie die Behandlung der Orangenhaut mit den Algenpackungen beginnen. Schon nach wenigen Anwendungen werden Sie einen deutlichen Effekt verspüren, was Sie zu weiteren Maßnahmen motivieren wird.

Algenpackungen: Beginnen Sie mit der Anwendung der Kurpackungen Fanghi d´Alga GUAM aus dem Reformhaus. Dieses Produkt setzt sich aus einem hochwirksamen Konzentrat aus Braunalgen und anderen Heilkräutern zusammen wie Efeuextrakt, Rosskastanienextrakt, Zitronenessenz, Oreganumessenz und Tonerde.

Tragen Sie den Algenschlamm mit der Hand auf die betroffenen Körperstellen auf und massieren Sie ihn leicht ein. Umwickeln Sie die Stellen dann mit Haushaltsfolie und lassen Sie die Heilkräfte der Alge ca. eine Dreiviertelstunde einwirken. Die Erwärmung der Haut ist bei Verwendung des Produktes normal und sogar therapeutisch erwünscht. Spülen Sie den Schlamm anschließend mit lauwarmem Wasser ab und pflegen Sie die Haut mit Algengel nach. Um optimale Ergebnisse zu erzielen, empfiehlt sich im ersten Monat, die Anwendung dreimal wöchentlich durchzuführen. Später können Sie die Packungen langsam von zweimal pro Woche auf 4 bis 5 Anwendungen im Monat reduzieren.

Leiden Sie jedoch bereits unter Krampfadern an den Beinen, sollten Sie einen speziellen Algenschlamm verwenden, der das Gewebe nicht erwärmt, da der erwärmende Algenschlamm das Problem der sogenannten „Besenreiser“ verschlimmern kann. Zu empfehlen ist hier das Produkt Fanghi d´Alga GUAM mit der kühlenden Formel. Auch bei Verwendung dieses Produktes sollten Sie die Haut anschließend mit der hautstraffenden Creme nachpflegen.

Kombinieren Sie die Algenpackungen zur täglichen Pflege der betroffenen Körperstellen mit dem hautstraffenden Gel Fanghi d´Alga GUAM, das die gleichen Inhaltsstoffe wie die Algenpackung in Gel-Zubereitung enthält. Dieses nicht nachfettende Gel durchfeuchtet die Orangenhaut und macht sie elastischer.

Ebenfalls verblüffende hautstraffende Wirkung können Sie mit einer Anticellulite-Creme aus Meeresalgen, Weissbirke und Rosskastanie erreichen, die Sie gezielt auf die betroffenen Partien auftragen können. Die Creme eignet sich gut zur Ergänzung der Behandlung mit dem Algenschlamm.

Bei geschwollenen und schweren Beinen empfehlen wir, statt der Algenpackungen die kühlenden Anticellulite-Bänder mit GUAM-Meeresalgenextrakt anzuwenden. Wickeln Sie die

Bandagen von unten nach oben um die Beine und lassen Sie die Wirkstoffe der Algen, der Rosskastanie und des Menthols 30 Minuten lang in die hochgelagerten Beine einwirken. Nehmen Sie danach die Bänder ab und lassen Sie die nun auf der Haut befindlichen Inhaltsstoffe nachwirken. Die Bänder können Sie nach der Aufbereitung mit dem Nachfüllkonzentrat immer wieder verwenden.

Erfolgsunterstützende Maßnahmen

Nachfolgend möchten wir Ihnen eine ganze Reihe von Maßnahmen vorstellen, die sich ganz leicht zu Hause durchführen lassen. Alle vorgeschlagenen Methoden eignen sich besonders zur Behandlung der Orangenhaut. Lesen Sie die nachfolgenden Kapitel in Ruhe und entscheiden Sie, von welchen Behandlungen Sie sich besonders angesprochen fühlen. Fangen Sie nicht mit allen Methoden gleichzeitig an. Sie würden sich selbst und Ihren Körper völlig überfordern. Versuchen Sie, einige Therapien nach und nach in Ihren Alltag zu integrieren, bis sie zur lieb gewonnenen Gewohnheit geworden sind. Nicht die Menge der Anwendungen führt letztendlich zum

Erfolg, sondern die Liebe und Konsequenz, mit der Sie die selbst gewählten Maßnahmen regelmäßig durchführen.

Optimal ist es, wenn Sie sich aus den Bereichen Massage, Wasseranwendungen, Gymnastik, Sport, Ernährung und Heilkräuter je eine Methode aussuchen und diese über Wochen hinweg langsam zur Gewohnheit werden lassen. Wählen Sie aus dem Bauch heraus, nicht zu sehr mit dem Verstand. Nicht alles, was vom Kopf her gut für uns erscheint, löst bei uns das Gefühl der Stimmigkeit aus. Probieren Sie ruhig aus, wenn Ihnen die Wahl schwer fällt. Sie können die Behandlung der Orangenhaut spielerisch angehen. Zwingen Sie sich zu nichts. Wir alle haben genug Zwänge in unserem Leben. Selbstgemachter Handlungsdruck und selbstauferlegte Zwänge führen letztendlich nur zu dem inneren Gefühl des Widerwillens und irgendwann zum Abbruch der Therapie. Die von vielen erlebten Misserfolge bei irgendwelchen Diäten sind das beste Beispiel dafür. Lassen Sie endlich Ihren Körper sprechen. Sorgen Sie für sich und für ein gutes Gefühl bei allen Anwendungen, die Sie bei der Behandlung der Orangenhaut durchführen.

Massagen

Fast wie von selbst werden Sie nach den Algenschlammpackungen das Bedürfnis haben, die Orangenhaut einzucremen und leicht zu massieren. Gehen Sie vorsichtig mit den betroffenen Gebieten um, da Sie die feinen Bindegewebsstränge durch zu festes Drücken und Massieren verletzen können. Arbeiten Sie beim Cremen und Massieren mit dem Druck, der gerade noch nicht weh tut. Benutzen Sie stets eine spezielle Cellulite-Creme, massieren Sie niemals trocken, da dies zu Geweberissen führen kann, die das Problem noch verschlimmern. Zu empfehlen ist eine Anticellulite-Creme aus dem Reformhaus, sie eignet sich für den täglichen Gebrauch und verleiht der Haut die optimale Gleitfähigkeit für eine effektive Massage.

Massieren Sie die Orangenhaut zuerst großflächig mit der flachen Hand, immer Richtung Herz. Greifen Sie dann mit der ganzen Hand in das Gewebe, um auch die tieferen Gebiete zu erreichen und drücken Sie es zusammen. Setzen Sie die andere Hand direkt daneben und arbeiten Sie wieder Richtung Herz. Auch die tiefere Massage sollte nicht weh tun. Aber nur sanft streicheln bringt auch nichts. Kneten Sie das

Gewebe gut durch. Klopfen Sie jetzt alle betroffenen Gebiete mit angespannten Fingern ab. Beginnen Sie dann, die Haut mit Daumen und Zeigefinger nach oben zu ziehen und dann wieder los zu lassen. Zupfen Sie mit schnellen Bewegungen alle Gebiete mit Cellulite ab. Die Haut darf sich bei dieser Massage ruhig röten. Eine bessere Durchblutung der Haut ist sogar erwünscht.

Wechseln Sie die Techniken ruhig öfter während einer Behandlung, um nicht in den Händen zu verkrampfen. Vergessen Sie die Hüften und den Po nicht. Den Bauch sollten Sie immer im Uhrzeigersinn massieren, um die Verdauung nicht zu stören.

Bürstenmassage: Die Art der Massage können Sie mit einer speziellen Körperbürste aus Naturborsten, einer Noppenbürste aus Holz, einem Luffa-Handschuh oder einem Handschuh aus Kaktusfasern benutzen. Die Bürstenmassage sollte von den Knien in Richtung Herz erfolgen. Sie regt den Kreislauf und die Durchblutung des Gewebes an, wodurch die Zellen mit Nährstoffen versorgt und alte Stoffwechselprodukte abtransportiert werden können. Ein Vorteil gegenüber der normalen Massage mit der Hand ist, dass die Bürste die Haut von den feinen abgestorbenen Hautschuppen befreit, wodurch sie zart und weich wird.

Lymphdrainage: Diese wirkungsvolle Methode sollten Sie in jedem Fall von einem Fachmann durchführen lassen, da man dabei viel falsch machen kann. Die von Professor Vodder und Virginia Cool entwickelte Technik entwässert das Gewebe, indem sie den lymphatischen Abfluss anregt. Im Normalfall ist der Lymphabfluss aus dem Gewebe sehr langsam und wird nur von Muskelkontraktionen in Fluss gehalten. Nun bildet sich die Orangenhaut ja gerade an den Körperstellen, an denen die Lymphe besonders schlecht abläuft. Der zu langsame Abtransport der Stoffwechselschlacken ist einer der Hauptursachen bei der Entstehung der Cellulite. Mit gezielten Handgriffen wird die Lymphe in Richtung der Lymphkanäle bewegt, über die sie dann letztlich in die Blutbahn gelangt. Auf diesem Wege gelangen die Stoffwechselschlacken zur Leber und zu den Nieren, wo dann die körpereigene Entgiftung stattfindet.

Sauna und Dampfbad

Besuche in der Sauna oder im Dampfbad eignen sich hervorragend, um die Dellen und Beulen der Cellulite verschwinden zu lassen. Unter der extremen Hitze der Sauna dehnen sich die Blutgefäße der Haut aus, dadurch wird das umliegende Gewebe besser durchblutet, angesammelte Stoffwechselgifte können abtransportiert werden. Das Schwitzen in der Sauna entschlackt zusätzlich den Körper über die Haut.

Beim anschließenden kalten Guss ziehen sich die Blutgefäße und das cellulitische Gewebe wieder rasch zusammen. Doch anders als beim zu Anfang beschriebenen Jo-Jo-Effekt durch radikale Abmagerungskuren, bei dem durch den ständig wechselnden Füllungszustand der Fettzellen das Bindegewebe geschwächt wird, aktivieren die Temperaturreize die Durchblutung des Gewebes und regen die Bindegewebszellen zur Regeneration an. Der mehrmalige plötzliche Wechsel zwischen warm und kalt kräftigt und strafft also das Gewebe. Durch den Gang in die Sauna wird zudem noch die Leber- und die Nierentätigkeit angeregt, was die Ausscheidung der Giftstoffe aus dem Körper weiter ankurbelt.

Es ist reine Geschmackssache, ob Sie nun die Sauna oder das Dampfbad aufsuchen. Viele Menschen bevorzugen die trockene Luft der Sauna, die nur eine Luftfeuchtigkeit zwischen 5 und 20 % aufweist. Im Gegensatz dazu liegen die Werte im Dampfbad bei nahezu 100 %. Je nachdem, zu welchem Menschentyp Sie gehören, vertragen Sie die Luftfeuchtigkeit der Sauna oder des Dampfbades besser. Probieren Sie aus, worin Sie sich wohler fühlen.

Wichtig für den Erfolg bei der Behandlung der Cellulite ist auch die Entspannung und die Erholung vom Alltagsstress. Sorgen Sie in erster Linie bei allen Maßnahmen, die Sie gegen die Orangenhaut ergreifen, gut für sich selbst. Was nützt es Ihnen, wenn Sie sich in der Sauna zwar unwohl fühlen, sich aber dazu zwingen, weil es gut gegen die Orangenhaut ist? Eine der Entstehungsursachen der Cellulite ist der Stress. Versuchen Sie, diesen nach und nach abzubauen, statt ihn durch viele Anwendungen zu verstärken.

Hydrotherapie

Bewährt hat sich bei der Behandlung der Cellulite das Meerwasserbad. Am schönsten ist es natürlich für Sie, wenn Sie Gelegenheit haben, im Meer zu baden. Die Wellenbewegungen massieren sanft aber tief das Gewebe von Oberschenkel, Hüften und Po. Die im Meerwasser enthaltenen Salze, Algen und Sedimente können über die besser durchblutete Haut in das Unterhautfettgewebe wandern und dort ihre heilsame Wirkung entfalten. Leider ist den meisten von uns höchstens ein kurzer Aufenthalt am Meer im Urlaub vergönnt. Doch auch zu Hause können Sie sich die Heilkraft des Meeres zunutze machen:

Schon wer regelmäßig mit Meersalz würzt, deckt im großen Maße den Bedarf an Magnesium und Jod. Das aus dem Meerwasser gewonnene Salz enthält lebenswichtige Mineralstoffe und Spurenelemente in konzentrierter Form, während raffiniertes, gewöhnliches Salz zu 90 % aus Natriumchlorid (Kochsalz) besteht, also kaum andere wertvolle Inhaltsstoffe aufweist.

Gewonnen wird das „Weiße Gold der Meere“, das Meersalz, auf besonders schonende Weise. Beispielsweise in der Bretagne erstrecken sich bei Mesquer und Guerande sogenannte Salzgärten (Salinen) in einer Fläche von ca. 1800

Hektar. Das salzhaltige Wasser wird hier nacheinander in flache Becken geleitet, wo Sonne und Wind das Wasser verdunsten lassen bis schließlich Salz auskristallisiert. Das feine, weiße Meersalz wird von der Wasseroberfläche geerntet, das grobe, graue setzt sich erst am Grund ab und häuft sich schließlich am Beckenrand an.

Es sind vor allem die Mineralien, die das Meersalz zum Heilmittel machen: Das Kalium wirkt beruhigend auf gestresste Haut und reguliert deren Wasserhaushalt. Außerdem bringt es den Stoffwechsel der Haut in Schwung. Natrium und Chlor binden die notwendige Wassermenge in den Zellen, zudem fördert Natrium den Energietransport in den Körperzellen und regt die Durchblutung der Haut an.

Je nach Befinden kann man das medizinische Meersalz in Form von Vollbädern, Teilbädern oder Kompressen verwenden.

Algensalzbad: Für die Behandlung der Cellulite hat sich das pflegende Vollbad mit Algensalz bewährt. Mit Hilfe des im Reformhaus erhältlichen Badezusatzes GUAM Algensalzbad können Sie sich das Meer für kurze Zeit in Ihr Badezimmer holen. Die in ihm enthaltenen Algenpartikel entfalten ihre Wirksamkeit optimal im warmen Badewasser, die Haut und das darunter liegende kranke Gewebe wird von alten Schlacken befreit und optimal mit Nährstoffen versorgt. Man kann die Wirkung noch verstärken, wenn die Badewanne mit Wasser- oder Luftdüsen ausgestattet ist, die dann die Zonen mit Orangenhaut massieren. Nach einem anstrengenden Tag wirkt das Bad zudem entspannend und beruhigend.

Vollbad: Lösen Sie ca. 5 Esslöffel Badezusatz im heißen Wasser auf. Anschließend das Wasser auf 37°C abkühlen lassen. Badedauer je nach Befinden 10 bis 20 Minuten. Anschließend mit klarem, lauwarmen Wasser abduschen.

Teilbad: In einem Behälter 5 Esslöffel Badesalz in heißem Wasser auflösen, anschließend auf Körpertemperatur (36 - 37°C) abkühlen lassen. Betroffene Körperstellen ca. 10 bis 20 Minuten im Wasser ruhen lassen, anschließend mit klarem Wasser nachspülen.

Kneipp: Intensiver wirken Waschungen nach einer alten Methode von Pfarrer Kneipp. Die Idee des Sebastian Kneipp (1821-1897) war vor über hundert Jahren, dass Bäder, Güsse und Waschungen mit wechselnder Temperatur die

Durchblutung und den Stoffwechsel des darunter liegenden Gewebes anregen. Diese Effekte sind gerade bei der Behandlung der Cellulite erwünscht.

Hier die einfache Methode: Sie nehmen zuerst ein Vollbad, lösen anschließend etwas Algenbadesalz in etwa einem Liter kalten Wasser auf. Dann tauchen Sie einen Massagehandschuh in diese Lösung und reiben sich nun kräftig von unten nach oben ab. Hierbei gilt die alte Kneippregel: herzfern beginnen und sich langsam zum Herzen hinarbeiten. Reibung und Massage verstärken die Wirkung der Mineralien des Meeres und fördern die Durchblutung der Haut bis in die feinsten Poren. Anschließend mit klarem, lauwarmen Wasser abduschen.

Wer nur Teilbereiche behandeln will, kann ein sauberes Baumwolltuch in die Lösung tränken und ca. 5 Minuten auf die betroffene Hautstelle legen. Dieser Vorgang sollte etwa fünfmal wiederholt werden, wobei die Kompresse jedes Mal erneut getränkt wird.

Wechselduschen: Sie können aus dem täglichen Duschen ganz einfach und ohne Aufwand eine sehr wirkungsvolle Cellulitebehandlung machen, wenn Sie die Methode des Wechselduschens anwenden. Stellen Sie gegen Ende des Duschens den Wasserhahn auf kalt und beginnen Sie am rechten Fuß mit dem vorsichtigen Umspülen des Beines mit kaltem Wasser. Arbeiten Sie sich langsam an der Wade hoch bis zum Oberschenkel. Dann folgt das linke Bein vom Fuß an. Halten Sie den Wasserstrahl auf die Außenseite des Beines, um den Lymphfluss zu unterstützen. Gehen Sie vom linken Bein zur rechten Hand und duschen Sie Ihren Arm langsam bis zur Schulter ab, dann den linken Arm. Nun ganz vorsichtig die Körpermitte vom Unterbauch bis zum Herzen abduschen. Dann den Rücken, anschließend den Kopf waschen. Stellen Sie das Wasser jetzt wieder auf warm und spülen Sie Ihren Körper in der selben Reihenfolge mit warmem Wasser ab. Dann wieder kalt. Wiederholen Sie den Vorgang bis zu dreimal, nicht öfter. Enden Sie mit der kalten Dusche. Brechen Sie ab, wenn Sie sich dabei unwohl fühlen sollten, da das Wechselduschen den Kreislauf belastet.

Leiden Sie unter Erkrankungen des Kreislaufes, sollten Sie das Wechselduschen vorher mit Ihrem Arzt besprechen. Schrecken Sie aber nicht gänzlich vor dieser Methode zurück, denn gerade bei Kreislauferkrankungen kann das Wechselduschen Wunder wirken, da es die Elastizität der Gefäße trainiert und den Kreislauf anregt. Legen Sie sich nach dem Wechselduschen noch einmal kurz unter die warme Bettdecke, um etwas nachzuruhen. Dann können Sie völlig fit in den Tag starten.

Taulaufen: Morgendliches Barfusslaufen im noch kühlen Tau ist eine wahre Wonne für Füße und Beine. Dabei wird Ihr Gefäßsystem optimal trainiert. Außerdem werden die feinen Reflexpunkte an der Fußsohle sanft stimuliert und über diesen Weg die Organe in ihrer Tätigkeit angeregt. Leider hat nicht jeder von uns die Gelegenheit, morgens durch feuchten Tau zu laufen. Aber schon das normale Barfussgehen in der Wohnung oder draußen ist eine Wohltat für unsere eingesperrten Füße und ein wirkungsvolles Kreislaufmittel für Ihre Beine.

Gymnastik und Sport

Vor noch nicht allzu langer Zeit mussten wir Menschen uns ständig bewegen, um an unsere Lebensmittel zu kommen. Nur einigen wenigen Privilegierten war es vergönnt, sich vorwiegend sitzend durchs Leben zu räkeln. Das einfache

Volk bewegte sich zu Fuß von einem Ort zum anderen, oft über viele Kilometer hinweg. Heute haben sich die Lebensgewohnheiten völlig verändert. Die meiste Zeit unseres Alltags verbringen wir sitzend: im Auto, im Büro, vor dem Fernseher, im Kino, im Konzert u.s.w.. Wen mag es da wundern, dass wir träge und unbeweglich werden, dass sich die Flächen, auf denen wir sitzen, verbeulen und Dellen bekommen? In der Freizeit versuchen die Gesundheitsbewussteren unter uns dann, diesen Bewegungsmangel durch Gymnastik und Sport auszugleichen. Schon ausreichend seelisch erschöpft vom Broterwerb schwingen wir uns aufs Fahrrad, treffen wir uns in Sportinstituten und quälen uns joggend in der kalten Jahreszeit durch die feuchte Dämmerung.

Haben wir uns dazu aufgerafft und unser Sportprogramm durchgezogen, geht es uns hinterher tatsächlich besser. Wir sind wieder fit für den Abend, um Stunden später völlig erschöpft in die Kissen zu fallen. Morgens kommen wir kaum noch auf die Beine.

Was ist passiert? Wir übergehen ständig unsere wirklichen Bedürfnisse. Im Büro müssen wir sitzen, oder bei anderen Tätigkeiten uns einseitig belasten. Dabei wäre uns über den Tag hinweg mehr nach Gehen, Laufen und Springen. Monotone Tätigkeiten zwingen unseren Körper jedoch ständig gegen unser inneres Gefühl in unnatürliche Haltungen hinein. Nach Feierabend fühlt sich unser Körper erschöpft an. Zu lange hat er diese Haltungen ausgehalten. Er ist müde, gequält und erschöpft. Vor allem seelisch und geistig sind wir nach einem anstrengenden Tag erschöpft. Uns ist nach Sofa zumute. Unsere innere Stimme signalisiert uns jedoch gleichzeitig zu recht, dass die ständige körperliche Fehlhaltung und das Sitzen irgendwie ausgeglichen werden müssen. Obwohl müde und abgespannt, sehnt sich der Körper „aus dem Bauch heraus" nach freier Bewegung. Deshalb fühlen wir uns nach dem Feierabendsport so fit. Spät abends, am nächsten Tag, spätestens nach einigen Wochen bekommen wir die Quittung dafür, dass wir unentwegt gegen die Bewegungs- und Ruhebedürfnisse von Körper und Seele gehandelt haben. Wir werden erschöpft, richtig erschöpft. Unsere seelischen und körperlichen Kräfte schwinden. Jetzt hilft nur noch ein Urlaub. Den füllen sich jedoch viele auch noch mit Aktivitäten, um die Sinnlosigkeit des Alltages etwas auszugleichen.

Was dies alles mit Cellulite zu tun hat, fragen Sie sich? Eine der Hauptursachen bei der Entstehung der Orangenhaut ist der Bewegungsmangel und der damit verbundene Muskelschwund unter dem Fettgewebe. Der Mangel an Bewegung trägt außerdem nicht unwesentlich dazu bei, dass sich das eine oder andere Pölsterchen an unserem Körper festsetzt. „Bewegen Sie sich mehr!“ ist deshalb der wohlgemeinte Tipp der meisten Experten bei Orangenhaut. Sie empfehlen die tollsten gymnastischen Übungen und sportlichen Betätigungen, die alle in unserer Freizeit durchgeführt werden sollen.

Mal ehrlich, meine Damen und Herren. Wer von uns kann es sich zeitlich im normalen Alltag leisten, viel Zeit in die Behandlung der Orangenhaut zu investieren? Die meisten unter uns werden zwischen Beruf, Kindern, Ehepartner und Haushalt aufgerieben. Tun Sie etwas für sich, nehmen Sie einmal am Tag Zeit nur für sich, lautet dann der noch besser gemeinte Ratschlag.

Völlig überlastet, reagiert unser Inneres mit Abwehr gegen jede Zusatzbelastung. Die zusätzlichen sportlichen Übungen zur Bekämpfung der Orangenhaut sind von vorne herein zum

Scheitern verurteilt, wenn Sie sich dazu gegen Ihre inneren Widerstände zwingen müssen. Es macht Ihnen keinen Spaß und Sie werden früher oder später frustriert das Handtuch werfen.

Welchen Ausweg gibt es aus diesem Dilemma? Schließlich wollen Sie die Orangenhaut ja loswerden. Und das geht halt nur, wenn Sie sich mehr bewegen. Beobachten Sie erst einmal in Ruhe Ihren Alltag. Werden Sie sich bewusst, bei welchen Tätigkeiten Sie es sich zu bequem machen. Benutzen Sie zum Beispiel den Aufzug, obwohl es auch eine Treppe gibt? Fahren Sie auch kleinere Strecken mit dem Auto, die Sie auch ohne großen Zeitverlust mit dem Fahrrad bewältigen könnten? Sitzen Sie bewegungslos beim Telefonieren, obwohl Sie auf und ab gehen könnten? Sitzen Sie lieber mit Ihrer Freundin im Cafe, statt mit ihr spazieren zu gehen? Fahren Sie Ihr Kind mit dem Auto zum Turnunterricht, statt es mit dem Fahrrad dorthin zu bringen? Sie merken, es wird in Ihrem Alltag bestimmt sehr viele Situationen geben, in denen Sie sich mehr Bewegung verschaffen können.

Schon kleine Änderungen der Gewohnheiten können große Erfolge bringen. Das Grundprinzip: Tauschen Sie nach und nach ungesunde

Gewohnheiten gegen gesunde Gewohnheiten aus. Stopfen Sie auf gar keinen Fall noch mehr in Ihren ohnehin schon übervollen Alltag hinein.

Wertvolle Alltagstipps:

- Tragen Sie flache Absätze! Das Blut und die Lymphflüssigkeit werden nur mit Hilfe der Muskelpumpe der Waden zum Herzen gepumpt. Hohe Absätze setzten die Muskelpumpe außer Gefecht. Das ist Gift für das Gewebe der Beine.
- Lagern Sie beim langen Sitzen die Beine hoch.
- Nicht die Beine überschlagen. Das sieht zwar damenhafter aus, quetscht aber die Blut- und Lymphgefäße unnötig ab.
- Ziehen Sie nicht zu enge Kleidung an. Dadurch werden besonders bei längerem Sitzen die Gefäße abgeknickt, die Zirkulation gerät ins Stocken, Krampfadern und Cellulite sind die Folge.
- Nicht zu lange sitzen bleiben, Sitzposition öfter wechseln, mal aufstehen und strecken, beim Telefonieren umher gehen.

Jetzt möchten wir Ihnen kleine gymnastische Übungen mit großer Wirkung vorstellen, die Sie ohne viel Aufwand in den Alltag einbauen können:

Brisk-Walking: Dieses schnelle Gehen wirkt bei Orangenhaut sogar besser als Joggen. Beim Joggen passiert es schnell, dass mehr Sauerstoff im Gewebe verbraucht wird als vom Blut herangeschafft werden kann. Das führt dazu, dass sich mehr Stoffwechselendprodukte im Gewebe ansammeln als in der selben Zeit abtransportiert werden können. Damit bewirkt man genau das Gegenteil von dem, was mit dem Sport eigentlich erreicht werden will: den Abtransport der Schlacken.

Beim schnellen Gehen ist das anders. Das Gewebe ist die ganze Zeit hindurch ausreichend durchblutet und erhält genug Sauerstoff für einen reibungslosen Stoffwechsel. Die Schlacken werden nach und nach aus dem Gewebe abgebaut. Und so machen Sie es richtig: Beugen Sie sich beim schnellen Gehen leicht nach vorne, winkeln Sie die Arme leicht an und lassen Sie diese locker mitschwingen. Setzen Sie die Füße an der Ferse auf und rollen Sie sie über die Zehen ab. Ganz wichtig: Ziehen Sie sich bequeme Schuhe an. Los geht´s. Diese Übung lässt sich in jeden Alltag einbauen.

Steh-Biking: Vielleicht haben Sie sich schon angewöhnt, viele Strecken mit dem Fahrrad zurück zu legen. Was Sie jetzt machen können: Stehen Sie auf, radeln Sie im Stehen. Besonders bergauf ist das ein tolles Training. Legen Sie auf gerader Strecke den größten Gang ein und legen Sie los. So kommen Sie und Ihr Cellulite-Programm so richtig in Fahrt!

All-Over-Kick: Können Sie auch nicht mehr länger auf dem Stuhl sitzen? Po und Rücken schmerzen schon? Jetzt wird es Zeit für eine einfache, aber sehr wirkungsvolle Übung. Mit dieser klassischen Cellulite-Übung trainieren Sie alle Problemzonen wie Bein, Bauch und Po gleichzeitig:

Stellen Sie sich mit dem Rücken fest an eine Wand und lassen Sie sich langsam nach unten in die Hocke gleiten, bis Ihre Ober- und Unterschenkel im rechten Winkel zueinander stehen. Drücken Sie dabei alle Wirbel fest gegen die Wand. Verharren Sie in dieser Haltung, solange wie es geht. Anfangs sind dies wahrscheinlich nur wenige Sekunden. Je öfter Sie diese Übung machen, um so länger können Sie die Stellung halten. Neben den Effekten für Bein, Po und

Bauch entlasten Sie damit optimal Ihren Rücken.

V-Moves: Diese Übung können Sie morgens oder abends im Bett durchführen. Legen Sie sich auf den Rücken, nehmen Sie Ihre Beine senkrecht nach oben und spreizen Sie diese zum V. Legen Sie Ihre Hände von innen gegen die Schenkel und versuchen Sie jetzt, die Beine gegen den Widerstand der Hände zu schließen. Zweimal täglich 20 V-Moves zeigen bald Wirkung.

Seilspringen: Warum nicht mal wieder Seilspringen? Vielleicht auch mit Ihren Kindern? Sie brauchen nur ein Seil in der richtigen Länge (wenn Sie drauf stehen, sollten Sie die Arme waagerecht zur Seite ausstrecken können) und Turnschuhe. Nur so hoch springen, dass die Füße gerade eben über das Seil kommen, höher springen belastet die Gelenke nur unnötig. Beginnen Sie mit 50 Sprüngen, später können Sie steigern.

Stretching: Ideal für zwischendurch: Die Arme weit nach oben strecken, sich auf die Zehenspitzen stellen und versuchen, nach der Decke zu greifen. Diese Übung lockert und dehnt wunderbar die verkrampfte Muskulatur.

Gymnastik: Vielleicht haben Sie ja jetzt Lust bekommen, etwas Gymnastik zu machen. Probieren Sie folgende einfache Übungen:

- **Öffnen der Brust**: Verschränken Sie die Hände hinter dem Kopf, ziehen Sie die Ellenbogen so weit wie möglich nach hinten und drücken Sie die Brust nach vorne. Schwingen Sie den Oberkörper langsam nach rechts und nach links, soweit es geht. Dort kurze Zeit halten.
- **Rumpfbeugen:** Beine leicht spreizen, dann im sicheren Stand den Oberkörper nach vorne und nach hinten schwingen.
- **Spreizen:** Beine spreizen, Füße etwas nach außen drehen, langsam in die Knie gehen und Stand halten. Die Arme zur besseren Balance auf den Oberschenkeln abstützen.
- **Hüftkreisen:** Die Arme über den Kopf heben und mit der Hüfte einen möglichst großen Kreis beschreiben. Langsam in beide Richtungen kreisen. Versuchen Sie, den ganzen Körper mit in die Kreisbewegung einzubeziehen.
- **Ausfallschritte:** Einen weiten Schritt nach vorne machen, innehalten und das vordere Bein im Knie beugen. Das hintere Bein bleibt

gestreckt. Halten, dann mit dem anderen Bein den nächsten Schritt machen und dieses beugen.

- **Brücke:** Auf den Rücken legen, Hände unter den Kopf schieben, Beine in den Knien anwinkeln, Becken und Po nach oben drücken und einige Sekunden halten.

Inlineskating: Das schnelle Flitzen macht viel Spaß und verbrennt jede Menge Kalorien. Und das Wunderbare bei Cellulite ist, dass genau die Muskeln gleichmäßig und harmonisch beansprucht werden, über denen sich die Orangenhaut so gerne ansiedelt. Wo mehr Muskeln sind, hat die Cellulite weniger Platz.

Schwimmen: Dieser Ausgleichssport ist ideal. Die Gelenke werden nicht belastet, die Muskeln gleichmäßig bewegt und deren Durchblutung angeregt. Die Haut und das Fettgewebe werden bei den Bewegungen im Wasser leicht massiert, was den Stoffwechsel anregt. Schwimmen ist genau das Richtige, wenn Sie Sport treiben und etwas gegen Ihre Orangenhaut tun wollen.

Ernährung

Der Darm ist in unserer Gesellschaft immer noch mit einem Tabu belegt, man spricht einfach nicht gerne darüber. Das verhindert leider oft die sachliche Betrachtung der wichtigen Funktionen und das Erkennen der Zusammenhänge zwischen der Cellulite und dem ursächlichen Geschehen im Darm.

Im Darm findet der wichtige Stoffaustausch zwischen Körper und Umwelt statt, der uns mit Energie und allen lebensnotwendigen Substanzen versorgt, die wir in Form von Nahrung zu uns nehmen. Sämtliche Grundnährstoffe wie Fett, Eiweiß und Kohlenhydrate sind in unserer Ernährung enthalten. Aus ihr bezieht unser Körper alle Substanzen, die er zum gesunden Leben braucht. Dies sind neben den schon erwähnten Fetten, Eiweißen und Kohlenhydraten die Vitamine, Mineralstoffe, Spurenelemente, essentielle Amino- und Fettsäuren. Darüber hinaus gibt es Stoffgruppen, die sich förderlich auf das Stoffwechselgeschehen auswirken oder spezielle günstige Wirkungen zur Krankheitsvorbeugung haben, z.B. in dem sie das Immunsystem anregen oder Zivilisationserkrankungen vorbeugen.

Der Darm hat die Aufgabe, alle diese Stoffe aus der Nahrung zu gewinnen sowie die nicht benötigten Anteile und Stoffwechselschlacken auszuscheiden. Man kann es ihm leichter machen, indem man die Lebensmittel so auswählt, dass die notwendigen Stoffe alle im richtigen Verhältnis enthalten sind, also eine „Vollwerternährung“ betreibt. Was tun wir aber (meistens)? Wir essen, was uns schmeckt. Nur schade, dass unser Geschmack bereits in der frühen Kindheit auf Zivilisationsnahrungsmittel getrimmt wird, die ungesund für uns sind und deshalb schon lange kein Kriterium mehr für die richtige Auswahl der benötigten Inhaltsstoffe ist!

Was die Nahrung nicht enthält, kann der Darm nicht herausholen. Eigentlich eine einfache Wahrheit. Wenn diese Erkenntnis weiter verbreitet wäre, sähe unsere Ernährung allerdings ganz anders aus. Es kommt aber noch schlimmer. Wir essen große Mengen von Stoffen, die eine gesunde Funktion von Darm und Stoffwechsel regelrecht behindern. Zu viel an Zucker, tierischen Fetten, Genussmitteln, Alkohol, Konservierungsstoffen, künstlichen Farbstoffen, technischen Hilfsstoffen und Medikamenten, gleichzeitig zu wenig frische, unveränderte Vital- und Ballaststoffe.

Richtig grotesk ist die Tatsache, wie kleine Kinder systematisch an die falsche Ernährung gewöhnt werden. Die leckeren Bonbons sind mit Geschmacks- und Farbstoffen angereichert, die den Genuss von leckeren Früchten nur vorgaukeln. Ja, die Bonbons schmecken sogar noch süßer und intensiver als die Früchte. Wen wundert es da, dass Kinder lieber Bonbons und „Fruchtzwerge“ essen als wirklich gesundes Obst, zumal das Plantagenobst nur wässrig schmeckt.

Verstopfungen sind die Folge und Entgleisungen der Darmflora, da Ballaststoffe fehlen. Im Darm sind Millionen und Abermillionen von Mikroorganismen angesiedelt, die im Idealfall mit uns Menschen in einer sinnvollen Symbiose zusammen leben. Sie verwerten die Nahrungsreste, die wir selbst nicht aufnehmen können, geben uns dafür Vitamine zurück und schützen vor krankmachenden Mikroben. Fehlen Vital- und Ballaststoffe, können sich die darauf spezialisierten und in einen gesunden Darm hineingehörenden Mikroorganismen nicht mehr ausreichend vermehren. Durch Verstopfung und lange Passagedauer gewinnen dann Fäulnis- und Gärungsbakterien die Überhand. Der Darm wird träge und verschlackt, schädliche Abfallprodukte können nicht rechtzeitig ausgeschieden werden.

Der Körper versucht nun mit einer Art Soforthilfeprogramm, die Stoffwechselschlacken von den Zellen und Organen fernzuhalten und lagert sie zunächst im Bindegewebe ab in der Hoffnung, sie bei nächster Gelegenheit von dort aus endgültig ausscheiden zu können. Wenn der Mensch aber nicht seinen Darm saniert und durch eine Entschlackungs- und Reinigungskur diese Möglichkeit eröffnet, verbleiben die Schlacken im Bindegewebe. Die Folge ist, dass der Stoffaustausch behindert wird und sich Flüssigkeit im Zwischengewebe staut. Dort, wo die Versorgung mit Blut- und Lymphgefäßen am geringsten ist, kommt es dann leicht zu den äußerlich sichtbaren Einlagerungen, die Cellulite manifestiert sich an Oberschenkel, Hüfte und Po.

Die Verschlackung führt zudem oft zu einem schlechteren Hautbild, da dieses große Organ jetzt aushilfsweise die Ausscheidungsfunktionen mit übernehmen muss. Betroffen sind auch Haare und Fingernägel, deren Zustand vom optimalen Funktionieren der Haut abhängig ist.

Unser Darm ist gegen das Eindringen von unerwünschten Stoffen und Organismen am anfälligsten, da er mit diesen als erster in Kontakt kommt. Man kann den Darm mit einem Burgtor vergleichen: durch ihn werden Freunde und der Nachschub hereingelassen. Aber auch Feinde versuchen, an dieser Stelle einzudringen. Wie bei den mittelalterlichen Burgen sind deshalb die Hauptstreitkräfte unseres Körpers zur Verteidigung an dieser Stelle lokalisiert. Bis zu 80 Prozent der Aktivitäten des Immunsystems finden hier statt. Ist die Darmflora entgleist, fehlt deren vorgelagerter Schutzwall. Im schlimmsten Fall produziert sie selbst Angreifer in Form von krankmachenden Stoffen oder Mikroben, z. B. den weit verbreiteten Darmpilz Candida albicans.

Unser Immunsystem muss bei Fehlernährung ohne Unterlass im Darm Höchstleistungen erbringen und wird dadurch leicht an anderer Stelle überwältigt. Die Folge sind neben der Cellulite mangelnde Fitness, Leistungsfähigkeit, verringerte Widerstandskräfte und erhöhte Krankheitsanfälligkeit. Haut und Schleimhäute funktionieren nicht mehr optimal, Krankheitserreger können hier ebenfalls leichter eindringen. Akne, Entzündungen oder Ekzeme sind die

Folge. Der Mensch fühlt sich nicht nur schlecht, er sieht auch ungesund aus.

Eine das Problem ursächlich angehende Ernährung muss daher zunächst dafür sorgen, dass das Bindegewebe gereinigt und die Schlackenstoffe abtransportiert werden. In einem zweiten Schritt sollte sie zu einer dauerhaften Darmsanierung beitragen und evtl. Übergewicht langsam abbauen.

Sie können Ihren Darm auf ganz einfache aber wirkungsvolle Weise sanieren, indem Sie die von uns entwickelte Cellulite-Trinkkur anwenden. Näheres darüber, wie die Kur wirkt und wie Sie diese durchführen, finden Sie ab Seite 79 genau beschrieben.

Wollen Sie das Problem Cellulite in den Griff bekommen, sollten Sie auf Dauer auch daran gehen, Schritt für Schritt Ihre Ernähungsgewohnheiten umzustellen. Ziel ist es dabei auch, eventuelles Übergewicht abzubauen und nicht wieder entstehen zu lassen. Denn wenn der Körper weniger Energie zugeführt bekommt, als er verbraucht, ist er gezwungen, auf die Fettdepots in den Problemzonen zurückzugreifen. Von Gewaltdiäten ist aber abzuraten, denn bei stark verringerter Kalorienzufuhr geht der Stoffwechsel auf Sparflamme, so dass nach der Diät durch den sogenannten Jo-Jo-Effekt die normale Ernährung sofort wieder zu Fettabspeicherungen und damit zu verstärkter Cellulite führt.

Besser können Sie das Übergewicht durch eine kalorienreduzierte Ernährung abbauen, die nicht weniger als 1000 Kalorien liefern sollte. Dazu gibt es eine Fülle von Rezepten in fast jeder Illustrierten und vielen Büchern. Ideal sind auch die Vorschläge zur 7-Tage-Körner-Kur, da sie sämtliche Anforderungen an eine Vollwerternährung erfüllen und sie leicht zu variieren sind. *(Taschenbuch von Dr. Jürgen Weihofen, 7-Tage-Körner-Kur, ISBN 3-925502-00-9)*

Haben Sie nicht die Kraft, eine Kur anzufangen und durchzuhalten, sollten Sie sich trotzdem nicht entmutigen lassen. Jeder Apfel, den Sie anstelle von Schokolade oder Chips essen, bringt Sie Ihrem Wohlfühlgewicht näher. Denn jede überschüssige Energiezufuhr landet letztlich in Fettdepots. Besonders schnell werden Nahrungsfette und Zucker abgespeichert. Achten Sie deshalb besonders auf die versteckten Fette. Reduzieren Sie den Verzehr von Fleisch, Fleischerzeugnissen, fetten Käse, Streichfetten, Saucen, Sahne, Süßigkeiten, Kuchen, Eis etc.

und tauschen Sie diese Nahrungsmittel nach und nach gegen eine ballaststoffreiche Vollkost aus. Dazu zählen Vollkorngetreide, Kartoffeln, Gemüse und Salate.

Viele in den vergangenen Jahren durchgeführte Ernährungsstudien haben als Ergebnis gezeigt, dass wir gesünder leben mit weniger Fleisch und tierischen Fetten. Als Eiweißlieferanten sind dafür Fisch und magere Milchprodukte zu bevorzugen. Vor allem sind täglich ausreichend frisches Obst und Gemüse zu verzehren. Eine gesunde Vollwerternährung sollte zu einem Anteil von über 50 % der Kalorienmenge aus langkettigen Kohlenhydraten wie Stärke bestehen. Diese finden wir optimal in Vollkorngetreide, Gemüse und Kartoffeln.

Die Mittelmeervölker führen uns mit ihrem Lebensstil, ihrer Ernährung und ihrer guten und langen Gesundheit vor Augen, was wir falsch machen. Wissenschaftler haben bestätigt, dass die Menschen rund um das Mittelmeer weniger an Bluthochdruck, Übergewicht, Verstopfung, Gicht, Diabetes, Krebs und auch Cellulite leiden. Die Unterschiede mediterraner zu unserer Kost sind vor allem:

- Wichtigste Fettquelle ist kaltgepresstes, hochwertiges Olivenöl.
- Täglich werden große Mengen Obst und Gemüse gegessen (Vergleich: in Deutschland essen wir pro Kopf im Schnitt etwa 80 Kilogramm Gemüse im Jahr, in Griechenland sind es 200 Kilogramm).
- Die bedeutendsten Eiweißlieferanten sind Fisch und Meeresfrüchte.
- Man nimmt ausgiebig viele langkettige Kohlenhydrate in Form von Nudeln, Kartoffeln, Reis oder Brot zu sich.

Auch wenn nicht jeder seine Ernährung auf eine Mittelmeer-Kost umstellen will oder kann, so sollte man doch diese Ernährungstipps möglichst beherzigen:

- weniger raffinierten Zucker; Süßung mit Honig oder Agavendicksaft
- weniger stark erhitzte Fette, besonders solche tierischer Herkunft
- weniger Weißmehlerzeugnisse, dafür Vollkorn bevorzugen
- weniger Salzen, Würzen bevorzugt mit Kräutern und Gewürzen
- natürliche, biologisch erzeugte Lebensmittel bevorzugen statt solcher, die mit Kunstdün-

ger, Chemie und Arzneimitteln erzeugt werden.

Setzen Sie nur leicht verdauliche, fettarme und vollwertige Nahrungsmittel auf den Speiseplan. Erlaubt sind zum Beispiel: Müsli, Cornflakes, frisches Obst und Gemüse, Nüsse, Milchprodukte, Vollkornprodukte, magerer Käse, kaltgepresste Öle, Kartoffeln. Diese liefern besonders viel Kalium, aber wenig Natrium und sorgen somit dafür, dass sich kein Wasser im Gewebe einlagern kann.

Verzichten sollten Sie weitgehend auf Alkohol, Zucker, fettreiche Nahrungsmittel, ballaststoffarme Speisen, Kaffee, Süßigkeiten, fettige Snacks, Weißmehlprodukte und Fast Food.

Reichern Sie die tägliche Kost mit Algenkapseln an. Damit haben Sie von den festen Speisen her alles getan, um sich vor weiterer Cellulite zu schützen und bestehende Orangenhaut zu reduzieren. Wie Sie über die Auswahl der Getränke Einfluss auf das Erscheinungsbild der Cellulite nehmen können, lesen Sie ab Seite 84.

Cellulite-Trinkkur

Befreien Sie sich vor einer Ernährungsumstellung zunächst durch eine Entschlackungskur von den überflüssigen Schlacken. Bewährt hat sich dazu eine Trinkkur mit Molke, bei der wenig oder gar keine neuen Stoffwechselschlacken durch die Nahrung geliefert, gleichzeitig aber krankmachende Keime aus dem Darm vertrieben werden. Die Kur wird ergänzt um in Kapseln eingenommene Algenwirkstoffe, die die Entschlackung ankurbeln.

Molke liefert natürliche Milchsäure, die fäulnisverursachende Darmbakterien unterdrückt. Die segensreichen Wirkungen dieser biologischen Säure kennen Sie von den milchsauer vergorenen Milcherzeugnissen wie Joghurt oder Kefir. In den Produkten sollte die rechtsdrehende L(+)-Milchsäure überwiegen, welche von unserem Organismus ohne Probleme in den Stoffwechsel integriert werden kann. Alle biologischen Säuren regen den Darm zu mehr Bewegungen an und lösen somit Verstopfungen ganz natürlich und sanft auf.

Einer der wichtigsten Wirkstoffe der Molke ist der Milchzucker, auch Lactose genannt. Der hohe Lactosegehalt der Molke von 4,5 Prozent ist für den angenehmen leicht süßlichen Geschmack verantwortlich. Das Besondere: Milchzucker ist ein sogenannter Zweifachzucker. Bei der Verdauung wird Milchzucker in die beiden Einfachzucker Glucose und Galactose gespalten. Glucose kennt man als Traubenzucker, sie steht dem Körper unmittelbar nach der Abspaltung zur Verfügung. Galactose wird zur Leber transportiert und dort in Glucose umgewandelt. Da diese Umwandlung etwas Zeit benötigt, steht ein Teil der Energie verzögert zur Verfügung.

Durch die Verzögerungen bei Aufspaltung und Umwandlung erhöht Milchzucker den Blutzuckerspiegel kaum, weshalb auch Diabetiker Molke genießen dürfen.

Milchzucker wird im oberen Dünndarm nicht vollständig aufgeschlossen. Er gelangt zum Teil unverändert in untere Dünndarmabschnitte und den Dickdarm. Hier wird der Milchzucker mit Hilfe von „guten" Bakterien zur rechtsdrehenden Milchsäure verwandelt, die wiederum ein saures Darmmilieu und somit eine gesunde Darmflora schafft. In diesem Umfeld können krankmachende Organismen wie Fäulnis- und Gärungsbakterien nicht überleben, sie sterben ab. Der Darm kann wieder die natürliche Flora entwickeln.

Ein wichtiger Bestandteil der Molke ist Orotsäure, auch Molkensäure genannt (Oros = Molke). Sie ist ein unentbehrlicher Baustein für die Zellen unseres Körpers. Ohne Orotsäure können die Zellkerne nicht richtig arbeiten, können die Zellen sich nicht selbst erneuern. Die Molkesäure ist zudem ein ausgezeichnetes „Frachtschiff" für Magnesium. Sie sorgt dafür, dass dieser wichtige Mineralstoff sicher in jede Körperzelle gelangt. Außerdem braucht der Körper sie für die Synthese von Eiweißstoffen.

Orotsäure wirkt sich auch positiv auf die Funktion der Leber aus. In Zusammenarbeit mit den Eiweißbestandteilen, Vitaminen und Mineralstoffen baut sie geschädigte Leberzellen wieder neu auf. Deshalb wirkt Molke so gut bei der Ausscheidung von Stoffwechselschlacken aus Bindegewebe und Leber. Da zudem die Wirkstoffkombination der Molke die Entstehung von bakteriellen Zersetzungsprodukten im Darm mindert, ist sie bestens geeignet, die Leber zu entlasten.

Molke enthält genauso viel knochenstärkendes Calcium wie Milch, aber auch Phosphat sowie

Magnesium, Eisen und Zink. Besonders wertvoll ist der hohe Kaliumgehalt (dreimal so viel wie Natrium), denn das sorgt für die Ausscheidung von gespeichertem Wasser im Gewebe.

Weitere gesundheitliche Vorteile ergeben sich daraus, dass Molke das Bindegewebe reinigt. Das Bindegewebe wird vom Organismus häufig als Zwischenablage benutzt: hier lagert sich alles ab - wie zum Beispiel Giftstoffe und überschüssiges Wasser - was der Körper auf anderem Weg nicht loswerden kann.

Die Molkewirkstoffe durchspülen das Bindegewebe gründlich und entfernen so alle Ablagerungen. Der Effekt dieser Reinigungsaktion: Das Bindegewebe kann seiner eigentlichen Aufgabe - dem Stoffaustausch zwischen Blut und Organzellen - wieder ordnungsgemäß nachkommen. Damit wird die Grundlage gelegt für den Abbau der Cellulite. Mit der Molke rücken Sie der ungeliebten Orangenhaut im wahrsten Sinn des Wortes „auf die Pelle“, denn sie saniert die Darmflora, entschlackt und entwässert das Gewebe und sorgt wieder für ein schönes Hautbild.

Bei der Cellulite-Trinkkur sollten Sie vollständig auf feste Nahrung verzichtet, also fasten.

Wer sich für diese Kur entscheidet, sollte sich dafür mindestens eine Woche Zeit nehmen und sicherstellen, dass der Kurerfolg nicht durch zwischenzeitliches Essen gefährdet wird.

Speziell für die Cellulitebehandlung wird die Molke mit der Einnahme von Algenkapseln ergänzt. Die Algen sind entscheidend für den Erfolg der Entschlackung. Die pflanzlichen Ballaststoffe binden Gift- und Schlackenstoffe im Darm und führen sie zur Ausscheidung. Die Mineralstoffe und Spurenelemente der Algen entwässern, entschlacken und kurbeln den Stoffwechsel wieder an.

Nach der Reinigung des Darms durch Molke und Algen strömt kein Gift mehr in den Körper und die Ausscheidungsfunktionen reagieren wieder. Nährstoffe können optimal resorbiert werden, der Stoffwechsel und das Immunsystem können wieder reibungslos arbeiten.

Während der Cellulite-Trinkkur nehmen Sie nur Molke, Algenkapseln oder -tabletten und Kräutertees zu sich. Das erfordert natürlich etwas Disziplin, besonders, wenn die Kur nicht zusammen mit gleichgesinnten, sondern alleine zu Hause durchgeführt wird. Wichtig: die Cellilite-Trinkkur sollte ohne ärztliche Aufsicht nicht länger als sieben Tage durchgeführt werden. Möchten Sie länger kuren, wenden Sie sich an spezielle Kurkliniken.

Und so sieht jeder Cellulite-Trinkkur-Tag aus:

Trinken Sie täglich ein bis zwei Liter Molke (frisch oder aus Instantpulver zubereitet) über den Tag verteilt in sieben oder mehr Einzelportionen. Dazu nehmen Sie Algenkapseln oder Algentabletten nach Packungsaufschrift ein. Außerdem trinken Sie 1,5 bis 2 Liter entschlackende Kräutertees.

Heilkräuter und Tees

Verzichten Sie bei Cellulite Ihrem Körper zuliebe auf solche Getränke, die Fett liefern wie z.B. Milch oder die Zucker als Zutat enthalten. Dazu zählen alle süßen Erfrischungsgetränke. Aber auch unverdünnte Fruchtsäfte sollten Sie meiden, da in ihnen der natürliche Fruchtzucker in konzentrierter Form ohne den Ausgleich durch die Ballaststoffe der Früchte enthalten sind.

Alkoholische Getränke sollten so weit wie möglich gemieden werden, da der Alkohol zum einen fast so viele Kalorien liefert wie Fett und die überflüssige Energie schnell in Fettpolster umgewandelt wird. Zum anderen hält Alkohol Wasser zurück, was ebenfalls die Cellulite fördert.

Reduzieren Sie bei Cellulite den Kaffee. Neben dem Coffein sind besonders die Röststoffe belastend. Kaffee enthält insgesamt so viele den Körper belastenden Stoffe, dass die Flüssigkeit, die er liefert, nicht ausreicht, um diese Stoffe wieder über die Nieren auszuleiten. Wer für die anregende Wirkung des Kaffees eine gesunde Alternative sucht, sollte Grüntee oder Pu-Erh-Tee probieren. Sie entfalten ihre Wirkung zwar nicht so rasant wie Kaffee, dafür aber länger anhaltend und ohne unerwünschte Begleitstoffe.

Klares Wasser und Tees sind die idealen Tagesgetränke bei Cellulite. Ohne Beschränkung können ungesüßte Früchtetees und Rooibostee getrunken werden.

Rooibostee:

Mit dem Rooibostee steht Ihnen ein völlig ungefährlicher, aber sehr wirkungsvoller Tee zur Verfügung, der nicht nur belebt und den Durst löscht, sondern äußerst wirkungsvoll die Behandlung der Cellulite unterstützen kann. Durch seine krampflösende Wirkung auf Magen und Darm sorgt er für eine einwandfreie Verdauung und hilft dem Darm so bei der Aufnahme der wichtigen Nährstoffe und bei der Ausscheidung der Stoffwechselgifte. Das im Tee enthaltene Rutin stärkt die Arterien und Venen, beugt der Arterienverkalkung vor, sorgt für eine gute Gewebedurchblutung und wirkt so der Cellulite entgegen.

Zubereitung: Übergießen Sie für eine Tasse je einen Teelöffel Rooibostee mit kochendem Wasser und lassen Sie ihn je nach gewünschter Intensität drei bis fünf Minuten ziehen. Dann absieben und heiß oder später kalt genießen.

Rooibostee hat den Vorteil, dass Sie auch größere Mengen vorbereiten können, denn er lässt sich problemlos wieder erhitzen, ohne an Geschmack zu verlieren oder einen unangenehmen Beigeschmack zu entwickeln. Man kann ihn wie grünen oder roten Tee bis zu dreimal aufgießen. Nur sollte er bei den Folgeaufgüssen kürzer ziehen.

Rooibostee ist zu jeder Tageszeit ein ausgezeichneter Durstlöscher, ob heiß oder kalt, ob am Morgen, in der Mittagszeit, am Abend oder vor dem Schlafengehen. Er verliert durch Stehen lassen nicht an Geschmack und eignet sich wunderbar für Eistees. Möchten Sie mehr über diesen Tee erfahren, dann lesen Sie das im sanoform-Verlag erschienene Buch von Dr. Jürgen Weihofen und Angelika Finke: „So schmeckt Afrika: Rooibos. Reizarmer Tee – nicht nur bei Allergien und Magenproblemen“ *(ISBN 3-925502-06-8)*.

Heilkräuter-Tees:

Sie können die Behandlung der Orangenhaut unterstützen, indem Sie sich die Heilkraft der heimischen Kräuter zunutze machen. Einige der uns bekannten Heilpflanzen regen den Stoffwechsel an, fördern die Ausscheidung von Giftstoffen, entwässern den Körper und kräftigen das Gewebe. Übertreiben Sie den Genuss jedoch bitte nicht, da es sich bei den Rezepturen um Heilanwendungen handelt. Halten Sie sich bitte an die angegebenen Dosierungen, da viel nicht immer viel wirkt, sondern auch schaden kann. Trinken Sie die nachfolgenden Tees bitte nicht in zu großen Mengen und nicht als durstlöschendes Tagesgetränk.

Entschlackungstee: Mischen Sie zu gleichen Teilen Goldrutenkraut und Schachtelhalmkraut (= Zinnkraut). Bereiten Sie sich dreimal täglich eine Tasse Tee, je einen Teelöffel pro Tasse. Lassen Sie den Tee 5 Minuten ziehen, dann abseihen und jeweils nach den Mahlzeiten trinken.

Zinnkraut wirkt harntreibend und kurbelt die Wasserausscheidung an. Es unterstützt den Körper bei der Entschlackung. Außerdem kräftigt die Pflanze durch ihren hohen Gehalt an Kieselsäure das Bindegewebe.

Goldrutenkraut regt ebenfalls die Nieren zur Ausscheidung von Harn und Giftstoffen an. Bei Wassersucht infolge eingeschränkter Herzfunktion oder Nierentätigkeit sollten Sie das Kraut nicht anwenden.

Brennnessel verfügt über eine unübertreffliche Heilkraft. Sie bringt den Stoffwechsel in Schwung und hilft dem Körper, alte Schlacken los zu werden. Nicht umsonst wächst die uns allen bekannte Pflanze so gerne auf Schuttplätzen und rings um den Kompost. Auch hier räumt sie gründlich auf. Bei der Bekämpfung der Orangenhaut hilft sie uns dadurch, dass sie die Harnausscheidung anregt und die Entgiftung aktiviert. Übergießen Sie 1 Teelöffel Brennesselkraut mit einer Tasse heißem Wasser, 5 Minuten ziehen lassen, absieben und ungesüßt trinken.

Toll entschlackt auch die Frühjahrskur mit frischem Brennesselsaft. Pressen Sie sich dazu täglich aus frisch geernteten Brennesselblättern den Saft heraus. Nehmen Sie ihn vor dem Frühstück ein. Beginnen Sie bei Neumond mit einem Teelöffel und steigern Sie die Einnahme bis zum Vollmond um je einen Teelöffel täglich. Sie nehmen also zu Vollmond 14 Teelöffel Frischsaft zu sich. Mit dem abnehmenden Mond reduzieren Sie die tägliche Menge jeweils wieder um einen Teelöffel. Nach vier Wochen ist die Kur beendet und Ihr vorher frühjahrsmüder Körper fühlt sich frisch und gesund an.

Sollte Ihnen die tägliche Frischsaftzubereitung zu mühsam sein, können Sie die Kur auch mit Brennesselfrischpflanzensaft aus dem Reformhaus durchführen. Manchen ist der Geschmack der sehr eisenhaltigen Brennessel besonders am frühen Morgen zu streng. Mischen Sie den Saft ruhig mit etwas Joghurt oder Agavendicksaft, dann schmeckt er besser.

Entgiftender Lebertee: Mischen Sie einen Teil getrocknete Löwenzahnwurzel mit einem Teil

Mariendistelfrüchte. Bereiten Sie sich dreimal täglich je eine Tasse frischen Tee, indem Sie einen Teelöffel Kräuter mit einer Tasse heißem Wasser übergießen, 10 Minuten ziehen lassen und dann abseihen. Trinken Sie den Tee nach den Mahlzeiten schluckweise. Der Tee regt die Entgiftung des Körpers über die Leber an und schwemmt überflüssiges Wasser aus dem Gewebe.

Löwenzahnwurzel ist seit Alters her als Mittel zur Entgiftung des Körpers bekannt. Die bittersüßliche Wurzel der weit verbreiteten gelben Wiesenblume regt den Gallefluss der Leber an und wirkt harntreibend.

Mariendistelfrüchte: Die entgiftende Wirkung dieser Pflanze ist bisher von keinem synthetisch hergestellten Medikament übertroffen worden. Das in den Früchten enthaltene Silymarin wird sogar in der Intensivmedizin als Medikament bei schweren Vergiftungen eingesetzt. Auch wenn die Leberzellen bereits von dem Gift angegriffen sind, hilft die Mariendistel dabei, dass sich das Lebergewebe wieder erholt. Und nur eine funktionstüchtige Leber kann die im Körper anfallenden Giftstoffe wirkungsvoll abbauen.

Essenzen: Zum Schluss möchten wir Ihnen noch einige Kräuter vorstellen, die Sie am wirkungsvollsten in Form von Essenzen zu sich nehmen, die Sie fertig im Reformhaus oder in der Apotheke beziehen können:

Artischocke: Dieses distelähnliche Gewächs aus dem Mittelmeerraum ist bei uns vor allem als leckeres Gemüse bekannt. Dass es auch ein sehr wirkungsvolles Heilmittel ist, wissen nur wenige. Verwendung finden die Blätter und die Wurzeln in Form eines Extraktes. Die Artischocke regt den Gallefluss der Leber an, schützt das Lebergewebe und unterstützt das Organ bei der Ausscheidung der Giftstoffe.

Angelikawurzel: Die Wurzeln der bei uns heimischen kräftigen Waldpflanze sind seit Alters her als starkes Kräftigungsmittel bekannt. Sie unterstützt die Verdauung und regt den Stoffwechsel an. Dies macht sie neben ihrer zudem harntreibenden Wirkung zu einem Heilmittel bei Cellulite.

Wacholderbeeren: Die Essenz befreit die Zellen von überflüssigen Schlacken. Sie reguliert den Hormonhaushalt und strafft erschlafftes Gewebe. Die Beeren gelten als Heilmittel der

Nieren, sie unterstützen die Harnausscheidung und lindern Hautleiden.

Grapefruit: Die Essenz dieser Frucht strafft die Haut, regt die Durchblutung an und schwemmt Giftstoffe aus dem Körper. Zudem reguliert sie den Flüssigkeitshaushalt und unterstützt den Stoffwechsel der Zellen. Natürlich können Sie die schmackhafte Frucht auch regelmäßig essen.

Orange: Diese Frucht wirkt ähnlich wie die Grapefruit. Sie wirkt entwässernd auf das Gewebe und fördert dessen Durchblutung.

Fenchel: Die im Fenchel enthaltenen ätherischen Öle bewirken eine Glättung und Straffung der Haut. Die Essenz kann Sie beim Abnehmen unterstützen, da sie den Fettabbau günstig beeinflusst. Außerdem reguliert die Pflanze den weiblichen Hormonhaushalt.

Bücher / Internet:

Foellmer, Harald: *Stop Cellulite. Das Sofortprogramm für Problemzonen.* Knaur Verlag, München 1998

Jochum-Guillou, Mireille: *Algen. Gesundheit und Schönheit aus dem Meer.* Econ & List Taschenbuch Verlag, Düsseldorf und München 1997

Razzoli, Guido: *Le Alghe: Un Mare Di Salute E Bellezza.* R.C.R. Rizzoli Periodici, Milano 1991

Rothmaler, Rita: *Phytotherapie.* Sonntag Verlag, Stuttgart 1994

Ulrich, Wolf: *Zellulitis ist heilbar. Orangenhaut – vorbeugen und selbst behandeln:* Econ Taschenbuch Verlag, Düsseldorf 1995

Weihofen, Jürgen / Finke, Angelika: *Rooibos.* sanoform-Verlag, Troisdorf 2000

Weihofen, Jürgen: *Grüner Tee.* sanoform-Verlag, Troisdorf 2000

Zerbst, Marion / Jochum-Guillou, Mireille: *Algen. Natürliche Quelle der Vitalität.* Trias Verlag. Stuttgart 1998

Bezugsquellen

Spezielle Algenpräparate zur Selbstbehandlung von Cellulite erhalten Sie überwiegend in Reformhäusern, selten in Apotheken. Der „Fanghi d´Alga GUAM“-Algenschlamm enthält neben Meeresalgenextrakten Grüne Tonerde und Extrakte aus Efeu, Rosskastanie, Zitrone und Oreganum. Bei Venenproblemen ist der Algenschlamm mit „kühlender Formel“ vorzuziehen. Hautstraffendes Gel, Pflegecremes, Peelings und Badezusätze sind ebenfalls auf der Basis von Meeresalgen und Kräutern in Reformhäusern erhältlich. Packungen für Gesicht und Haare auf der Basis von Thalassotherapie zur Pflege mit Meeresalgen ergänzen das umfassende Produktkonzept.

Lesen Sie aus dem *sanoform*-Verlag:

Dr. Jürgen Weihofen - Angelika Finke

Rooibos

reizarmer Tee - nicht nur bei Allergien und Magenproblemen

So schmeckt Afrika!

Immer häufiger sind Menschen von Allergien betroffen. Ein großes Problem bei empfindlichen Menschen stellen die Getränke dar. Kaffee, zuckerhaltige Erfrischungsgetränke, aber auch viele Kräutertees enthalten oft zu viele Reizstoffe, werden nicht gut vertragen oder stören sogar die Therapie.

In diesen Fällen ist Rotbuschtee ideal. Die Resonanz der betroffenen Patienten ist überraschend: Allergien gehen zurück, Verdauungsprobleme verschwinden und bei vielen verbessert sich das Hautbild sichtbar. Die weiteren Anwendungsfelder sind:

- Kinder- und Baby-Ernährung
- Herz-Kreislauf-Erkrankungen
- Nervosität

Taschenbuch 2000, 96 Seiten

ISBN 3-925502-06-8